四川省科技计划资助出版

成都中西医结合医院科研基金资助出版

手术康复知多少

SHOUSHU KANGFU ZHI DUOSHAO

曾强 主编

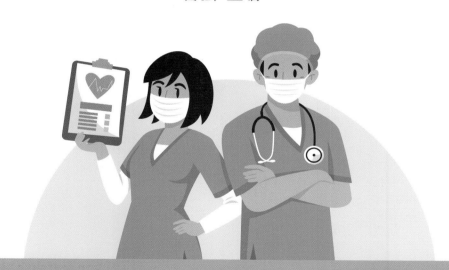

四川科学技术出版社

图书在版编目（CIP）数据

手术康复知多少 / 曾强主编.-- 成都 : 四川科学
技术出版社，2025.1.
ISBN 978-7-5727-1410-8
Ⅰ.R609
中国国家版本馆CIP数据核字第2024LV1377号

手术康复知多少
SHOUSHU KANGFU ZHI DUOSHAO
曾　强◎主编

出 品 人	程佳月
责任编辑	胡小华
责任出版	欧晓春
出版发行	四川科学技术出版社

成都市锦江区三色路238号 邮政编码 610023

官方微信公众号：sckjcbs

传真：028-86361756

制　　作	成都华桐美术设计有限公司
成品尺寸	145 mm × 210 mm
印　　张	7.5
字　　数	150千字
印　　刷	四川华龙印务有限公司
版　　次	2025年1月第1版
印　　次	2025年1月第1次印刷
定　　价	58.00元

ISBN 978-7-5727-1410-8

邮　　购：成都市锦江区三色路238号新华之星A座25层　邮政编码：610023
电　　话：028-86361770

本书编委会

主　编

曾　强

副主编

崔　婷　周　丽　吴良洪　吴孝苹　李　佳　宋　宇

参编人员

蒋　清　张大伟　石　珂　段　鑫　王　亮　刘文能

李　涵　何从文　李海波　何　弢　严正伟　王洪亚

李元宏　杨　潇

前 言

　　面对疾病，几乎所有人都会表现出不同程度的负面情绪，尤其是手术患者，在围手术期，在疾病和手术的双重打击下，更易表现出焦虑、紧张、抑郁、恐惧、绝望等心理应激反应。特别是肿瘤术后需要长期辅助治疗的患者或术后经久不愈的患者，更容易产生焦虑、抑郁、绝望等严重的不良情绪，甚至出现厌食、暴躁、不配合治疗、自杀倾向等严重情况。大多数患者并不能正确认识自身状态，也不能自我调节改变现状；大多数家属也缺乏认识和调节焦虑、抑郁的相关专业知识，往往后知后觉；而手术相关医务人员的相关健康宣教往往也缺乏针对性，对调节患者的不良情绪帮助不大。据相关报道，焦虑在癌症患者的发生率是70%，抑郁的发生率为 50%。35%的妇科患者有焦虑症状，46%有抑郁症状。慢性腰腿痛患者常伴发心理障碍，主要表现为焦虑和抑郁状态，其中52.7%出现焦虑状态，41.8%出现抑郁状态阳性，高达61.5%的患者至少出现焦虑或抑郁中一种。大量研究表明，大部分患者特别是手术患者，需要不同程度的心理指导，调整心理状态，避免出现心理疾病。

　　大部分手术均有术后注意事项及康复治疗方案，如未引起患者和家属的足够重视，轻者可能会出现疾病的延缓愈合，重者可能会导致手术的前功尽弃，危重情况下甚至会危及生命。所以有必要向患者介绍在术后康复过程中一些注意事项和一些误区，避免给家庭和社会带来不必要的负担和损失。

　　加速康复外科（ERAS）是指为使患者快速康复，在围手术期采用一系列经循证医学证据证实有效的优化处理措施，以减轻患者心理和生理的创伤应激反应，从而减少并发症，缩短住院时间，降低再入院风险及死亡风险，同时降低医疗费用。ERAS以循证医学证据为基础，通过外科、麻醉、护理、营养等多学科协作，对涉及围手术期处理的临床路径予以优化，通过缓解患者围手术期各种应激反应，达到减少术后并发症、缩短住院时间及促进康复的目的。这一优化的临床路径贯穿于住院前、手术前、手术中、手术后、出院后的完整诊疗过程，其核心是强调以患者为中心的诊疗理念。研究显示，ERAS相关路径的实施有助于提高外科患者围手术期的安全性及满意度，缩短术后住院时间，有助于减少术后并发症的发生率。

　　近年以来，ERAS在全身各个系统积极展开应用实践，许多康复理念得到了更新，对患者康复各个环节提出了新的要求。

本书从患者及家属的角度，了解和学习手术患者的心理康复及生理康复相关的知识，让患者保持乐观、积极向上的心态，积极配合治疗，主动参与康复治疗，以达到最佳治疗效果。

本书用读者读得懂的浅显的文字，从对疾病的初步了解、手术前的准备工作、术中麻醉配合到围手术期康复配合及出院后康复治疗等方面展开叙述，让读者对各系统手术疾病的康复环节和康复知识有一个比较清晰的了解。本书可供外科从业人员、手术患者和亲友及大众阅读。

如果本书能够为读者带来些许帮助，作者们将感到无比欣慰。

祝读者朋友健康幸福！

目 录

第 一 章

概 述

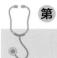

术前准备要点

成功往往留给有准备的人，手术要成功，患者应该做好哪些准备工作呢？

 一、术前需要完成的检查

1.常规检查

血常规，尿常规，大便常规，出、凝血时间，大生化（肝、肾功能），电解质，心电图，胸部影像学检查，输血前相关检查（病毒性肝炎、艾滋病、梅毒等病原检查）。

2.特殊情况

（1）如并存心、肺等内科疾病则根据病情增加下列检查：动脉血气、肺功能、心脏彩超、必要的专科检查。

（2）若术前心电图（ECG）存在室性期前收缩（简称室早）、房性期前收缩（简称房早）、心房颤动、传导阻滞、预激综合征等，应增加24小时动态心电图检查，并需要心内科会诊。

（3）入院前确诊的高血压患者和入院后非药物状态下两次以上非同日重复测定血压符合高血压诊断的患者，未正规服药或血压控制不理想时，应增加24小时动态血压检查，并请心内科会诊。

（4）70岁以上的患者需完善心脏彩超，并根据患者心、肺情况及血栓风险等增加颈部和双下肢彩超、肺功能、动脉血气分析等检查。

（5）慢性阻塞性肺疾病（COPD）患者增加动脉血气分析、肺功能检查。

 二、术前禁食禁饮时间

大部分医疗机构手术麻醉对禁食禁饮时间的总体要求为，成人择期手术：术前12小时禁食、8小时禁水；小儿择期手术：术前2小时禁水（<5 mL/kg）、4小时禁母乳、6小时禁配方奶、8小时禁不容易消化的固体食物。

随着快速康复外科（ERAS）理念的普及，除合并胃排空延迟、胃肠蠕动异常、糖尿病的患者及急诊手术患者外，目前提倡禁饮时间延后至术前2小时，在此之前可口服清流质饮料〔包括清水、糖水、无渣果汁、碳酸类饮料、清茶及黑咖啡（不含奶）

等，不包括含酒精类饮品］；禁食时间延后至术前6小时，在此之前可进食淀粉类固体食物（牛奶等乳制品的胃排空时间与固体食物相当）。术前推荐口服含碳水化合物的饮品，通常在术前10小时饮用含12.5%碳水化合物的饮品800 mL，术前2小时饮用≤400 mL。具体禁食禁饮时间需按患者实际病情调整。

 ## 三、 常用药物术前准备情况

对于患有慢性疾病需长期服药的患者，手术之前可能需要停用或调整。具体情况如下：

1.抗抑郁药

（1）选择性5-羟色胺再摄取抑制剂（SSRIs）：围手术期继续服用。避免使用哌替啶或曲马多，它们存在引发5-羟色胺综合征的风险。

（2）三环类抗抑郁药（TCAs）：围手术期继续服用。谨慎使用拟交感神经药物（如去甲肾上腺素、肾上腺素等）和间接作用于拟交感神经的药物（如麻黄碱、间羟胺等），患者服用后可能出现高血压及心律失常。

（3）单胺氧化酶抑制剂（沙芬酰胺等）：术前建议停药2周。急诊抢救手术禁用哌替啶及间接作用于交感神经的药物，慎用直接作用于拟交感神经的药物。

2.降压药

（1）钙通道阻滞剂（CCB）类药物（硝苯地平、地尔硫䓬、维拉帕米等）、β受体阻滞剂（比索洛尔、美托洛尔等）服用至术晨。

（2）利尿药、血管紧张素转化酶抑制剂（ACEI）类药物（培哚普利、卡托普利、依那普利等）、血管紧张素Ⅱ受体拮抗剂（ARB）类药物（氯沙坦、厄贝沙坦、奥美沙坦等）建议术晨停用。

（3）抗去甲肾上腺素类药物（利血平、胍乙啶）：停药1~2周，最好2周。

（4）甲基多巴、可乐定（氯压定）：停药1周。α_1受体激动剂药物，建议采用逐渐减量的办法，即每2天将剂量减半2次，直到患者每天只服用0.1 mg后再停药。

（5）盐酸巴吉林（优降宁）：停药2周。优降宁是目前单胺氧化酶抑制剂中唯一用于降压的药物，其降压机制尚未完全阐明，可能是其对单胺氧化酶的抑制，使肾上腺素能神经末梢酪胺的正常代谢发生变化。

3.降糖药

（1）磺脲类、格列奈类药物（格列本脲、格列齐特等）：手术当日停用；若手术期间继续服用，存在低血糖风险。

（2）二甲双胍类药物：肾功能不全患者建议停用24~48小

时，换胰岛素治疗；若手术期间继续服用，存在乳酸堆积风险。

（3）噻唑烷二酮类（TZDs、格列酮类）药物（罗格列酮、吡格列酮等）：手术当日停用；若手术期间继续服用，存在水钠潴留风险。

（4）二肽基肽酶-4（DPP-4）抑制剂类药物（如西格列汀、格列汀等）：手术当日可继续服用。

（5）钠-葡萄糖协同转运蛋白-2抑制剂（SGLT-2抑制剂）类药物（达格列净等）：术前停用大于24小时；若手术期间继续服用，存在低血容量风险，该药物可引起尿糖阳性。

（6）胰岛素术前剂量调整仅作参考，不做硬性要求，必要时请专科会诊调整。

4.抗凝药

（1）阿司匹林：预防剂量下，低出血风险的手术不需要停用；高出血风险的手术根据手术情况及专科意见综合评估。

（2）抗血小板聚集药物（氯吡格雷、噻氯匹定、西洛他唑、沙格雷酯等）：停药7天。

（3）华法林：停药4~5天且国际标准化比值（INR）≤1.4。

（4）利伐沙班：预防剂量术前停用18小时；治疗剂量术前停用24小时。

（5）双嘧达莫：不需要停药。

（6）链激酶：术前停用10天。

（7）低分子肝素：预防剂量术前停用12小时；治疗剂量术前停用24小时。

必要时请专科会诊评估停用及调整抗凝方案。

5.其他

以下药物根据情况建议服用至术晨或术前1天：洋地黄、糖皮质激素、抗癫痫药。

部分中草药、中成药会与麻醉药或其他药物产生拮抗或协同作用，对手术患者有潜在危险，建议围手术期停用此类药物，特殊情况下可请相关科室会诊评估。

 四、特殊病情的准备

对于准备手术的患者，如果患有对手术存在安全隐患的病情，可能需要治疗后再行手术治疗，具体情况如下：

1.呼吸系统疾病

上呼吸道感染、肺部有啰音或哮鸣音者，控制后行择期手术。

2.心血管系统疾病

（1）充血性心力衰竭失代偿期、严重心律失常〔高度房室传导阻滞（二度Ⅱ型房室传导阻滞中，房室比例呈3：1及3：1以上者）、三度房室传导阻滞、潜在心脏疾病伴有症状的室性心律失常、心室率不能控制的室上性心律失常〕、严重瓣膜疾病，特别是狭窄性瓣膜疾病、心绞痛未控制、ECG示ST段下移（≥0.2 mV）、左室射血分数低下者（＜0.5），应暂停择期手术，并请专科会诊。

（2）术前血压控制在160/90 mmHg（1 mmHg≈133 Pa）以下，最好低于140/90 mmHg，如血压高于180/110 mmHg，暂停手术。

（3）严重窦性心动过缓、窦性停搏、长RR间期大于2秒、双支或三支阻滞、高度房室传导阻滞、合并多种类型的传导阻滞等情况需评估临时或永久起搏器指征。

（4）近期心肌梗死（简称心梗）（过去4周）、不稳定或严重心绞痛患者推迟手术至心脏病情稳定后4～6周行非心脏手术，并在术前完善冠脉血运重建。

（5）经冠状动脉介入治疗（PCI）术后患者的择期非心脏手术推迟至少6个月，最好1年。

（6）围手术期需要停用双抗的患者，裸支架30天内、药物洗脱支架12个月内不建议行择期手术；需要停用阿司匹林的患者，球囊扩张后14天内不建议行择期手术。

心血管相关药物的调整需请相关科室会诊，综合评估。

3.肝功能不全

无临床症状、丙氨酸氨基转移酶（ALT）升高者（胆道梗阻除外）请专科会诊查明原因。

4.内分泌疾病

（1）甲状腺功能亢进症（简称甲亢）、甲状腺功能减退症（简称甲减）及嗜铬细胞瘤患者，术前须经正规内科治疗，并请麻醉科会诊。

（2）糖尿病或术前血糖异常升高患者，应请内分泌科会诊，择期手术要求：糖化血红蛋白小于8.5%，空腹血糖<10 mmol/L，尿酮（-）。

5.神经系统疾病

急性脑血管病（如急性缺血性脑血管病、短暂脑缺血发作、脑梗死、原发性脑出血和蛛网膜下腔出血），无症状或轻微患者正规治疗3个月后可行择期手术；大面积、症状严重者正规治疗6个月后可行择期手术。

6.其他

血红蛋白（Hb）<60 g/L、血浆白蛋白<25 g/L、血钾（K^+）<3.3 mmol/L或>5.5 mmol/L（推荐血钾应>3.5 mmol/L、<5.5 mmol/L），血气分析提示内环境紊乱、酸碱明显失衡、呼吸衰竭，应暂缓择期手术，行支持治疗。

五、异体输血准备

1.根据术前患者的一般情况〔Hb、红细胞比容（HCT）和凝血功能〕和预计出血情况，在术前准备红细胞悬液（简称红悬）或血浆等血制品。

2.凝血功能异常的患者，根据具体情况请血液科和麻醉科会诊，术前和相关科室沟通协调，提前准备新鲜冰冻血浆（FFP）、血浆冷沉淀或血小板。

第 二 节
手术康复要点

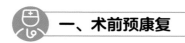

一、术前预康复

（一）什么是预康复？

预康复是拟行择期手术的患者，通过术前一系列干预措施改善其生理及心理状态，以提高对手术应激的反应能力。

（二）预康复干预措施主要包括哪些内容？效果如何？

预康复干预措施主要包括运动锻炼、营养支持、心理干预等，干预形式包括单一模式和多模式。

1.运动锻炼

心肺功能状况是决定患者手术成败及影响术后并发症的重要因素，术前较低的心肺功能水平与术后不良结局有着密切关系。手术前进行以吸气肌训练、有氧运动和/或抗阻训练为主的训练，可减少术后并发症的发生。老年人和机体器官功能欠佳的患者难以耐受以上训练的强度，而过少的运动量又达不到预康复的目的。因此，应在医生的指导下，根据患者的具体情况制订个性化的体能锻炼计划。

2.营养支持

外科患者普遍存在营养不良的状况，老年患者与肿瘤患者更是如此。术前营养不良是增加术后并发症发生风险、病死率、住院时间和医疗费用的独立危险因素。术前进行营养风险筛查，应由营养师制订具体处方，开展个性化、结构化的运动联合营养预康复，并由护士监督执行，预康复期间个性化和动态的营养评估，可以优化患者的整体营养状况，促进术后身体机能恢复，改善术后生活质量。

3.心理干预

患者术前通常会出现不同程度的焦虑、抑郁和低自我效能等负面心理问题，进而导致较差的术后生理指标和较低的生活质量。术前心理干预对患者的免疫功能有积极影响，且能有效改善患者术后的消极情绪、躯体症状和生活质量。当前，常由心理医生使用不同量表评估患者的术前负性情绪，提前教会患者消除负性情绪的技巧（如放松训练、呼吸训练等），鼓励亲属参与，并根据患者特点制订心理辅助计划，内容包括心理教育、认知行为疗法、心理咨询及预康复的注意事项。此外，心理医生还会对患者进行术前动态心理评估，以提升其依从性，确保术前心理干预的有效性。

单一模式和多模式的预康复干预均可促进患者术后康复，减少住院时间，但多模式干预效果更为显著。运动锻炼联合营养支持、心理干预、戒烟干预、药物管理及强化健康宣教的多模式干预，可在一定程度上减少择期手术患者住院时间，有效提高患者围手术期身体功能状态，降低术后并发症发生率、急诊就诊率和再入院率。

二、术后疼痛管理

手术后疼痛是机体受到手术刺激（组织损伤）后出现的生理、心理和行为上的一系列反应，是临床上最常见和最需紧急处理的急性疼痛。术后疼痛普遍存在，并且都较为严重。有效的手术后镇痛，不但能减轻患者的痛苦，有利于疾病的康复，而且还有巨大的社会效益和经济效益。

（一）手术后到底有多痛呢？

目前常用的疼痛强度评估方法有以下几种。

1.视觉模拟评分法（VAS）

一条患者面无任何标记、医生面为1~100mm的标尺，一端标示"无痛"，另一端标示"最剧烈的疼痛"，患者根据疼痛的强度标定相应的位置，由医生确定其分值。

2.数字等级评定量表（NRS）

用0～10的数字刻度标示出不同程度的疼痛强度等级，由患者指认，"0"为无痛，"无0"为最剧烈疼痛，4以下为轻度疼痛（疼痛不影响睡眠），4～7为中度疼痛，7以上为重度疼痛（疼痛导致不能睡眠或从睡眠中痛醒）。

3.语言分级评分法（VRS）

将描绘疼痛强度的词语通过口述表达为无痛、轻度疼痛、中度疼痛、重度疼痛。

4.Wong-Baker面部表情量表

此表由6张从微笑或幸福直至流泪的不同表情的图片组成。这种方法适用于儿童、老年人等交流困难、意识不清或不能用言语准确表达的患者，但易受情绪、文化、教育程度、环境等因素

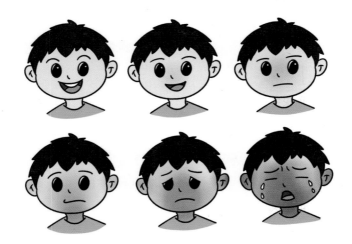

的影响，应结合具体情况使用。

（二）术后疼痛对机体有哪些影响？

1.短期不利影响

（1）增加氧耗量：交感神经系统的兴奋会增加全身氧耗，对缺血脏器有不良影响。

（2）对心血管功能的影响：使心率增快，血管收缩，心脏负荷增加，心肌氧耗量增加，冠心病患者心肌缺血及心肌梗死的危险性增加。

（3）对呼吸功能的影响：手术损伤使伤害性感受器激活，触发多条有害脊髓反射弧，使膈神经兴奋的脊髓反射性抑制，引起术后肺功能降低，特别是上腹部和胸部手术后；疼痛导致呼吸浅快、呼吸辅助肌僵硬，致通气量减少，无法有力地咳嗽，无法清除呼吸道分泌物，导致肺不张和其他肺部并发症。

（4）对胃肠运动功能的影响：导致胃肠蠕动减少和胃肠功能恢复延迟。

（5）对泌尿系统功能的影响：导致尿道及膀胱肌运动力减弱，引起尿潴留。

（6）对骨骼、肌肉和周围血管的影响：导致肌张力增加，肌肉痉挛，限制机体活动；促发深静脉血栓（DVT）甚至肺栓塞。

（7）对神经内分泌及免疫的影响：导致神经内分泌应激反

应增强，引发术后高凝状态及免疫炎性反应；交感神经兴奋导致儿茶酚胺和分解代谢性激素的分泌量增加，合成代谢性激素的分泌量降低；抑制体液和细胞免疫。

（8）对心理情绪方面的影响：可使患者产生焦虑、恐惧、无助、忧郁、不满、过度敏感、挫折、沮丧等情绪；也可使家属恐慌、手足无措等。

（9）睡眠障碍会产生心理和行为上的不良影响。

2.长期不利影响

（1）术后疼痛控制不佳是发展为慢性疼痛的危险因素。

（2）术后长期疼痛（持续1年以上）是心理、精神改变的风险因素。

（三）优化疼痛管理有什么好处？

优化疼痛管理是加速康复的重要环节，是加速康复的重要保障。ERAS中有效的术后疼痛缓解，可以达到减少手术应激，减少器官功能障碍的发生，促进胃肠蠕动，允许早期经口进食，促进早期下地活动等多重效果。

（四）术后镇痛的方法有哪些？

1.非药物治疗方法

非药物治疗方法有理疗、听音乐等，但手术后急性疼痛治疗仍以药物治疗为主。

2.多模式镇痛

迄今为止，尚无任何药物能单独有效地缓解重度疼痛又无副作用。多模式镇痛是最常见的术后镇痛方式。多模式镇痛是指联合应用不同的镇痛方法或使用作用机制不同的镇痛药，作用于疼痛传导通路的不同靶点，发挥镇痛的相加或协同作用，使每种药物的使用剂量减少，副作用相应减轻。多模式镇痛包括镇痛方法的联合和镇痛药物的联合。

3.不同类型手术后预期疼痛强度及术后多模式镇痛方案

不同类型手术后预期疼痛强度及术后多模式镇痛方案如下。

重度疼痛	开腹、开胸术，大血管（主动脉）手术，全膝、髋关节置换术	（1）单独超声引导下外周神经阻滞（如胸部：胸椎旁神经阻滞，腹部：腹横肌平面阻滞），或配合非甾体类抗炎药（NSAIDs）或阿片类药物行经硬膜外间隙患者自控镇痛（PCEA） （2）对乙酰氨基酚＋NSAIDs和局部麻醉药（简称局麻药）切口浸润（或超声引导下经外周神经阻滞） （3）NSAIDs（禁忌证除外）与阿片类药物（或曲马多）的联合应用 （4）硬膜外局麻药复合高脂溶性阿片类药物行PCEA

续表

中度疼痛	膝关节及膝以下下肢手术，肩背部手术，子宫切除术，颌面外科手术	（1）超声引导下外周神经阻滞（如上肢臂丛阻滞或下肢全膝关节股神经阻滞或收肌管阻滞）或与局麻药局部阻滞配伍 （2）对乙酰氨基酚或NSAIDs+（1） （3）硬膜外局麻药复合高脂溶性阿片类药物行PCEA （4）NSAIDs与阿片类药物联合行经静脉患者自控镇痛（PCIA）
轻度疼痛	腹股沟疝修补术，静脉曲张术，腹腔镜手术	（1）局麻药切口浸润和（或）外周神经阻滞，或全身应用对乙酰氨基酚/NSAIDs药物/曲马多 （2）小剂量阿片类药物+（1） （3）对乙酰氨基酚+NSAIDs

（五）术后镇痛药物的副作用

1.便秘

便秘是患者使用镇痛药物最常见的不良反应，发生率高且不耐受，同时随剂量增加便秘程度也逐渐加重，可使用通便药物，如润滑性药物、容积性药物、渗透性药物及大便软化剂等缓解便秘。

2.恶心、呕吐

恶心、呕吐一般发生于使用初期，症状多在1～2周缓解；具有剂量依赖性和自限性，一般用药后3～7天可以耐受。糖皮质激素、氟哌利多和5-羟色胺受体拮抗药是防治恶心、呕吐最有效的3种一线药物。

3.皮肤瘙痒

皮肤瘙痒主要出现在使用初期，短期一般可耐受；阿片类药物鞘内给药时多见。抗组胺药物是治疗皮肤瘙痒的一线药物。

4.头晕、嗜睡或过度镇静

头晕、嗜睡或过度镇静通常出现在初次使用阿片类药物、阿片类药物剂量大幅增加或联用抗惊厥药、镇静药治疗期间，20%～60%的患者会出现嗜睡或者过度镇静，1~3天症状多能自行缓解。

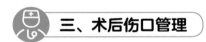

三、术后伤口管理

（一）术后伤口出血观察

当手术后一两天取下伤口的敷料时，经常会发现伤口有些血迹，如果伤口只是干枯血迹，不需要担心，只要小心地消毒擦拭即可。如果有"活动性"渗血，即冒血情况，须采用压迫止血或寻求医务人员的帮助。

作为患者或家属应该如何判断术后出血呢？术后出血多发生在术后24小时内，患者可出现低血容量性休克的各种临床表现，如血压下降、脉搏细速、心率加快、四肢湿冷、脸色苍白、大量呕血或便血。切口敷料短时间内被鲜血浸湿，手术部位引流管短时间内引流出大量血性液体，如出血量大于200 mL/h，血液检查血红蛋白进行性下降。

如果发生出血，须积极配合医务人员处理。一般出血量少，更换纱布敷料、加压包扎等即可。如出血量较多，可能需要输血输液，必要时可能需再次手术止血。

（二）术后伤口渗液怎么办？

伤口渗液是指伤口有液体分泌物渗出来。很多人都认为伤口需要干爽才能愈合，伤口有渗液分泌即表示伤口有感染，且认为渗液是阻碍伤口愈合的因素。事实上，现今伤口管理的概念是湿性愈合，即除了感染伤口之外，正常的伤口渗液有助于伤口愈合。

一般来说，少许淡黄色渗液，为切口的正常愈合的表现。如果伤口渗出较大量的淡黄色液体，多为脂肪液化，伤口处于急性炎症期，或者伤口有异物，刺激周围组织，引致分泌增加，也可能是患者自身营养不良、低白蛋白、肝肾功能衰竭等原因引起。此种情况须采取局部引流、红外线照射治疗等，全身加强营养，多补充白蛋白加快伤口愈合。如果伤口有异味，或者为绿色渗出液，多考虑细菌感染，须针对性地使用抗生素，加快伤口的愈合。

（三）伤口感染有什么表现？

伤口感染是指人体出现创伤后，创伤处或者经过治疗处理后的伤口部位，因为受到细菌的入侵，而出现炎症表现，如伤口局部出现红、肿、热、痛；严重者还可出现全身症状，如发热、疲乏、全身无力、淋巴结肿大等，严重感染可导致脓毒血症，可能会引起肺、肝、肾、脑、心等器官功能障碍。

如果发现伤口有出血、剧烈疼痛、肿胀、发热等情况，一定要及时到医院处理，避免延误治疗。

（四）手术伤口多久可以拆线？

各部位伤口拆线有相对固定的时间表，临床上面颈部的伤口拆线通常是5～7天，躯干的伤口拆线通常是10～14天，四肢伤口拆线是14～16天。实际要根据伤口缺损、缝合程度等判断伤口是否可以拆线。对于糖尿病患者，或贫血、消瘦患者，或老年患者及婴幼儿患者等伤口愈合速度会慢一些的情况和胸、腹部切口因有咳嗽症状却无法控制等易导致伤口再次裂开的情况，应延迟拆线，以防伤口过早拆线而感染和伤口裂开。

伤口拆线后，需要特别注意以下几点。

（1）拆线后的伤口需要避免用力过猛等导致伤口撕裂。

（2）拆线后48小时内伤口尽量不要沾水，最好不要洗澡，沾水后须立即消毒。

（3）避免食用刺激性辛辣食物，以及大鱼大肉等食物。

（4）拆线后的伤口因为有针眼，所以需包扎2~3天，让针眼愈合。

（5）注意观察伤口情况，如出现红、肿、热、痛，或有液体或脓性分泌物渗出，及时到医院处理。

四、术后早期活动

（一）为什么要进行术后早期活动？

（1）有效改善血液循环，促进胃肠道及身体供氧，加速创口愈合。

（2）增强胃肠蠕动，减弱消化道胀气、恶心等不适症状，促进肠道尽快排气排便，同时有效避免发热等术后感染的发生。

（3）适宜运动可以较大程度地调理精神状态，与体质恢复彼此促进。

（4）增加肺活量，减少肺炎、肺不张等肺部并发症，预防下肢深静脉血栓（DVT）形成。

（二）如何进行术后早期活动?

（1）术后清醒后，开始在床上进行上下肢伸展运动，2~3次／天，10遍／次。

（2）术后2小时定时做深呼吸运动，每2小时翻身一次，有效咳嗽、拍背协助排痰。

（3）术后第1天除有禁忌者，均鼓励下地床边活动。活动顺序为床上坐起、床边站立、扶床行走、离床行走，并逐渐过渡到室外活动。2~3次／天，10~15分钟／次。

（4）早期进行活动锻炼时，每天写锻炼日记，内容有锻炼次数、时间、心情、恢复效果等。不能写日记的患者，家属、陪护可记录患者每天锻炼的情况。

（三）进行术后早期活动时应注意些什么?

（1）活动应循序渐进，少量多次。

（2）活动前需保证身上各类管道妥善固定，下床活动前由护士协助固定管道。

（3）活动时如果出现头晕、伤口疼痛等情况，应停止活动，休息片刻。休息后仍不能缓解，需告知护士及医生进行处理。

（4）活动时必须保证至少一人陪护。行走时注意穿防滑拖鞋，由护工或家属搀扶。

五、术后深静脉血栓的预防

（一）什么是深静脉血栓，有什么危害？

深静脉血栓是指血液在深静脉腔内部不正常地凝结，造成血管部分或完全阻塞。双下肢静脉距离心脏最远，直立导致双下肢的静脉血要克服重力才能回到心脏。因此人体双下肢深静脉最容易形成血栓。深静脉血栓多发生于下肢和骨盆，但也会偶发于上肢。

深静脉血栓形成后，血栓一旦脱落，就会沿血液循环回流到心脏，再从心脏进入肺动脉，造成肺动脉部分或完全栓塞，称之为肺栓塞（PE）。患者可表现为剧烈胸痛、呼吸困难，甚至猝死。严重的肺栓塞死亡率可达70%。在全世界范围内，肺栓塞已经成为严重威胁人类健康和生命的多发疾病，是猝死的主要原因之一，约占院内死亡的10%。

就算血栓没有脱落，没有引起肺栓塞，其中约有1/3的深静脉血栓（DVT）患者会在5年内发展成血栓后综合征（PTS），多表现为水肿、疼痛、静脉曲张，严重者会导致下肢难愈性静脉溃疡，严重影响患者生活质量。

包含了DVT和PE的静脉血栓栓塞症（VTE），是继缺血性心脏病和卒中之后位列第三的常见心血管疾病。长期以来，我国对VTE的防治缺乏足够重视，漏诊和误诊率较高，近年其已越来越受到临床医务人员的重视。

（二）为什么外科手术后容易发生深静脉血栓？

导致深静脉血栓的三大因素分别是血流缓慢、血管壁损伤和血液的高凝状态。通常外科手术中以上三种因素同时存在，如手术后大部分患者需要卧床休息，手术后需要使用大量的止血药物，以及手术导致体内凝血系统功能异常、损伤血管的完整性等，所以患者发生深静脉血栓的风险更高。

（三）测测你是否是静脉血栓栓塞症的高风险人群？

VTE因高发病率、高死亡率、高漏诊率，已成为临床医务工作者面临的严峻考验，但同时，VTE也被认为是"最有可能预防的一种致死性疾病"。那么，如何才能简便、准确地筛选出VTE中的高危人群，降低发病率、死亡率呢？可参考以下的VTE风险评估量表——Caprini评分表。

手术患者静脉血栓栓塞症风险Caprini评分表

1分	2分	3分	5分
年龄≤61岁	年龄61~74岁	年龄≥75岁	脑卒中（＜1个月）
小手术	关节镜手术	VTE史	择期关节置换术
体重指数>25 kg/m²	大型开放手术（＞45分钟）	VTE家族史	髋、骨盆或下肢骨折

续表

1分	2分	3分	5分
下肢水肿	腹腔镜手术（＞45分钟）	凝血因子Vleiden突变	急性脊髓损伤（<1个月）
静脉曲张	恶性肿瘤	凝血酶原G20210A突变	—
妊娠或产后	卧床（＞72小时）	狼疮抗凝物阳性	—
有不明原因或者习惯性流产史	石膏固定	抗心磷脂抗体阳性	—
口服避孕药或激素替代疗法	中央静脉通路	血清同型半胱氨酸升高	—
脓毒症（<1个月）	—	肝素诱导的血小板减少症	—
严重肺病，含肺炎（<1个月）	—	其他先天性或获得性血栓形成倾向	—
肺功能异常	—	—	—
急性心肌梗死	—	—	—
充血性心力衰竭（<1个月）	—	—	—

续表

1分	2分	3分	5分
炎性肠病史	—	—	—
卧床患者	—	—	—
危险等级	Caprini评分		患者等级（√）
低危	0~2分		
中危	3~4分		
高危	≥5分		

（四）如何预防深静脉血栓？

预防深静脉血栓的手段主要有基础预防、物理预防和药物预防，其中药物预防是主体，其他方法作为重要的补充，选择什么样的预防方式和药物，需要根据患者的具体情况而定。

（五）基础预防措施有哪些？

所谓基础预防就是告诉患者DVT的危害性，向患者讲解相关预防知识，并且让患者改变一些不良的生活习惯，适当运动、控制血压、血糖及血脂等。基础预防措施具体如下。

（1）改变生活方式，避免久坐久站，戒烟、戒酒。便秘，避免排便时过度用力。

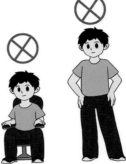

（2）保持大便通畅，防止便秘，避免排便时过度用力。

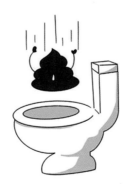

（3）避免进食含糖高、易产气食物，忌食辛辣、油腻食物，若病情许可，多进食汤、水。

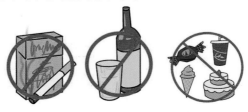

（4）卧床患者主动或被动进行床上肢体活动，并将腿抬高到心脏以上水平，促进下肢静脉血液回流，病情允许时可由他人协助早期下床活动。

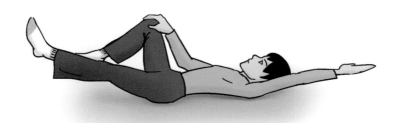

（5）督促并帮助患者交替伸腿：仰卧位，屈髋屈膝，双侧下肢交替缓慢向下伸直；10个/组，3组/次，2次/天。

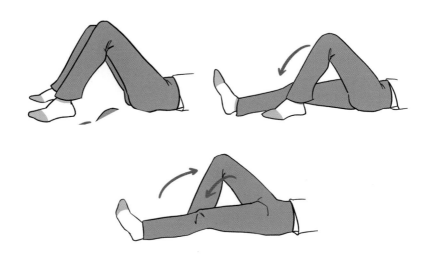

（6）督促并帮助患者旋转髋关节：仰卧位，屈髋屈膝，双足踩在床上，双侧下肢同时做开合动作；10个/组，3组/次，2次/天。

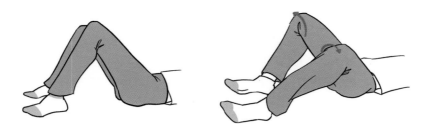

（7）督促并帮助患者进行膝关节屈伸运动：仰卧位，屈髋屈膝，髋关节保持屈曲位置，双侧小腿交替伸直；10个/组，3组/次，2次/天。

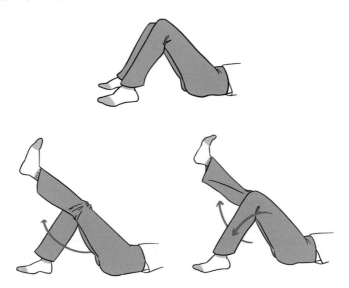

（8）督促并帮助患者进行踝泵运动：仰卧位，下肢伸直，前足做踝关节屈伸运动、足内外翻运动和足环转运动，双下肢交替；10个/组，3组/次，2次/天。

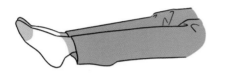 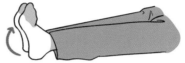

（9）在距小腿关节下方4 cm处垫脚圈，使小腿腹部离开床面，避免膝下垫枕。

（10）术后加强保暖，按摩双下肢。

（11）及时发现有无一侧肢体疼痛肿胀，下肢周径和皮肤颜色、温度等变化，浅静脉有无怒张，有异常及时处理。

（12）长期静脉输液或静脉给药者，采用留置针或颈静脉穿刺置管输液。

（六）物理预防措施有哪些？

物理预防措施有使用梯度压力弹力袜、间歇气囊压装置及足底静脉泵等。物理方法预防VTE发生的原理就是促使静脉血流加速，减少下肢静脉血液瘀滞时间，降低术后下肢DVT形成的风险。物理方法的好处是不会导致血液凝血异常，没有出血的风险，但是效果也会比药物抗凝差一些。

如果患者合并有充血性心力衰竭、肺水肿、下肢严重水肿、新发生的下肢近端DVT、血栓性静脉炎及下肢局部严重病变等问题，则不能使用物理预防措施。

（七）药物预防措施有哪些？

药物预防措施是最有效的，但是会有出血不止的风险，因此患者在使用药物预防期间应该定期检查凝血功能。

我国目前比较常用的药物有低分子肝素、普通肝素、Ⅹa因子抑制剂、维生素K拮抗剂及抗血小板药物等。

 ## 六、术后肺部并发症的预防

（一）什么是术后肺部并发症？

术后肺部并发症（PPC）是指患者术后发生的各种呼吸系统并发症，主要包括肺部感染、呼吸衰竭、胸腔积液、肺萎陷、气胸、支气管痉挛、吸入性肺炎、肺水肿、急性呼吸窘迫综合征（ARDS）等。

（二）导致术后肺部并发症的危险因素有哪些？

导致术后肺部并发症的术前危险因素主要是患者的基础状况和合并疾病等，主要包括以下9个方面。

1.吸烟

吸烟者发生术后肺部并发症的概率是非吸烟者的1.4～4.3倍。即使在无慢性肺疾病的患者中，吸烟也是增加肺部并发症的危险因素。术前戒烟4周以上可减少术后并发症的发生。若吸烟指数≥800年支，即使术前戒烟2周，吸烟仍是术后并发症发生的危险因素。与不吸烟者相比，吸烟者在肺部手术后住院时间明显延长，术后肺部并发症相关的死亡率也显著增高。

2.健康状况和其他危险因素

美国麻醉医师协会病情评估分级（ASA分级）是预测术后肺部并发症的重要方法之一。分级大于Ⅱ级的患者术后肺部并发症风险显著升高。术前营养不良、血浆白蛋白低者发生肺部并发症的概率明显提高。糖尿病是下呼吸道感染及其感染严重程度的独立危险因素。贫血及心、肝、肾等脏器功能不全也可增加术后肺部并发症发生的风险。

3.肺部基础疾病

伴发的肺部疾病如慢性阻塞性肺疾病（COPD）、哮喘、结核及其他病变引起的间质性肺炎和特发性肺间质纤维化等，可增加术后肺部并发症发生的风险。诊断COPD的金标准是肺功能检查，术前应对气流受限及运动耐量下降的COPD患者进行积极治疗，而对于择期手术患者，如果COPD急性加重，则应延期手术。哮喘患者术后肺部并发症发生率约为30%，明显高于无哮喘患者。慢性支气管炎和哮喘患者中，气道高反应性（AHR）会增加术后肺部并发症发生的风险。

4.年龄

年龄>70岁是术后肺部并发症发生的危险因素。

5.肥胖

尽管多数研究并未发现肥胖和术后肺部并发症之间存在相关性，但肥胖仍被认为是一个危险因素。低氧血症和高碳酸血症在肥胖患者中较为常见，睡眠呼吸暂停综合征是其典型症状。

6.长期卧床

长期卧床可造成以下影响：

（1）上呼吸道黏膜和腺体萎缩，加温、湿化作用减弱。

（2）呼吸道免疫功能和自我屏障功能降低。

（3）呼吸肌肌力减弱，咳嗽排痰能力减弱。

（4）小气道狭窄、塌陷，分泌物潴留。

（5）咽喉部黏膜退化、感觉迟钝，吞咽反射减弱，误吸风险增加。

（6）两肺后基底部坠积性水肿、坠积性肺炎风险增加。

7.呼吸道存在致病性定植菌

呼吸道存在致病性定植菌与术后肺部并发症的发生密切相关，高龄、长期吸氧和重度COPD是其存在的主要危险因素。

8.肺功能下降

肺功能下降是术后肺部并发症发生的主要因素。第一秒用力呼气量（FEV$_1$）和一氧化碳弥散量（DLCO）被研究人员广泛认可并作为预测开胸手术术后并发症发生的重要指标。近期研究表明，这两个指标在肺部微创手术的术后并发症风险预测中同样也具有重要意义。此外，有研究发现，气流受限（FEV$_1$/FVC<70%）是肺部手术术后发生呼吸衰竭的独立危险因素。

9.既往治疗病史

术前长期应用激素、新辅助放/化疗及既往有胸部手术史及外伤史等可增加术后肺部并发症发生的风险。新辅助靶向治疗和免疫治疗是否增加术后肺部并发症发生的风险，目前尚无定论。

（三）如何预防术后肺部并发症？

1.常规准备

（1）术前宣教

研究表明，术前宣教可以有效减少术后肺部并发症。

（2）戒烟

戒烟是有效预防术后肺部并发症的重要手段之一。研究表明：术前戒烟2周，可以减少气道分泌物并改善通气；戒烟4周，可有效降低术后肺部并发症的发生风险。

（3）呼吸训练及运动锻炼

指导患者进行呼吸锻炼，可结合呼吸操及各组呼吸训练器械。胸部手术患者，应练习深而慢的腹式呼吸。术前呼吸锻炼、自主深呼吸、咳嗽等手段有助于降低术后肺部并发症的发生率。术前进行中强度体育锻炼也被认为有助于减少术后肺部并发症的发生和缩短住院时间。

（4）营养支持、纠正贫血

应积极纠正低蛋白血症、贫血和水电解质失衡。

（5）其他

对于合并高血压、冠状动脉粥样硬化性心脏病、糖尿病（特别是术前首次发现且未得到良好控制的糖尿病）、心律失常、传导阻滞、肝肾功能不全的患者，如有必要，应请相关科室会诊，进行综合治疗，积极创造手术条件。

2.呼吸道准备

（1）清洁呼吸道

术前应清除呼吸道内的分泌物以保持患者呼吸道的通畅。物理疗法包括体位引流和胸背部拍击等，均有利于呼吸道分泌物的排出。雾化吸入可以湿化气道。黏液溶解类药物以氨溴索（沐舒坦）为代表，可促进黏液的溶解，降低痰液与纤毛的黏着力，增加呼吸道分泌物的排出。

（2）解除气道痉挛

支气管痉挛是围手术麻醉期的常见并发症之一。麻醉用药及气管插管等相关操作可能诱发支气管痉挛，其死亡率高达70%。在哮喘急性发作期，尚未消除支气管痉挛时，择期手术应推迟至哮喘得到有效控制。术前使用支气管扩张剂（如异丙托溴铵或复方异丙托溴铵）可显著降低肺阻力，改善肺顺应性，减少支气管痉挛的发生。此外，老年患者如COPD、哮喘患者，术前常规使用速效支气管扩张剂，有利于提高基础肺功能，显著改善患者血氧饱和度，并进一步提高术前准备质量。相关研究表明，对于合并COPD的肺癌患者，术前使用长效β受体激动剂（LABAs）或长效抗胆碱药物（LAMAs）可降低术后肺部并发症的发生率，且可以改善患者预后。

（3）抗感染

感染肺部的病原微生物主要包括细菌和病毒。对于细菌感染，应合理使用抗生素，择期手术应推迟至急性上呼吸道感染治愈之后。痰液量大者应在经治疗痰液减少2周后再行手术；而合并慢性呼吸道疾病者，可在术前3天使用抗生素。

（四）如何正确进行呼吸功能训练？

患者术前、术后训练呼吸功能的方法有缩唇呼吸、腹式呼吸、呼吸训练器阻力训练。

1.缩唇呼吸

缩唇呼吸的方法为：经鼻腔吸气，嘴巴呼气，呼气时嘴唇呈吹口哨样，吸呼时间比为1：2，即吸气2~3秒，呼气4~6秒，频率16次/分为宜。缩唇呼吸的关键是要把握呼气力度，呼出气流能使距口唇15~20 cm处的蜡烛火焰倾斜而不熄灭。它是通过增加气道阻力，降低呼吸速率，避免外周小气道提前塌陷闭合，有利于肺泡内气体排出，有助于下一次吸气时吸入更多的新鲜空气，增加潮气量及增强运动耐力，缓解缺氧症状、改善肺功能。

2.腹式呼吸

腹式呼吸要与缩唇呼吸结合：胸部不动，吸气时腹部隆起，呼气时腹部回缩。腹式呼吸的训练：每分钟做8~10组，每次3~5分钟，每日数次，特别注意腹式呼吸连续练习2~3次，要休息片刻。腹式呼吸是通过增大膈肌活动度，减少呼吸肌耗氧量，增加肺动态顺应性和肺通气量，缓解呼吸困难，从而改善肺功能。

3.呼吸训练器阻力训练

呼吸训练器是一种辅助恢复正常呼吸的新型理疗用品，它的结构非常简单，包括咬嘴、连接管、浮球及外壳，使用简单、方便。操作步骤为：第一步，将余气呼尽后立即含住咬嘴做深慢的吸气；第二步，吸满后嘴巴移开咬嘴，缓慢做缩唇呼气。

（五）如何有效进行雾化吸入？

雾化吸入是一种通过雾化方式进行治疗的方法，主要指气溶胶吸入疗法（所谓气溶胶，是指悬浮于空气中微小的固体或液体微粒）。

雾化吸入治疗是用雾化的装置将药物分散成微小的雾滴或微粒，使其悬浮于气体中并进入呼吸道及肺内，从而洁净气道、湿化气道。

1. 雾化吸入的目的

（1）治疗呼吸道感染：消除炎症、减轻咳嗽、稀化痰液、帮助祛痰。

（2）改善通气功能：解除支气管痉挛，使气道通畅。

（3）预防呼吸道感染。

（4）湿化呼吸道。

2. 雾化吸入的方法

患者手持雾化器，将喷气口放入口中，紧闭口唇，用嘴吸气，用鼻呼气（口吸鼻呼）。吸气时，尽可能深长吸气，屏气1~2秒，效果更好。整个治疗过程需15~20分钟。

3.雾化吸入的注意事项

（1）使用面罩吸入者，吸入前应洗脸，洗脸时避免使用油性面膏（会造成更多的药物吸附在面部）；避免药物进入眼睛。

（2）吸入前应清洁口腔，清除口腔内分泌物及食物残渣。吸入后应漱口，防止药物在咽部聚积。

（3）患者在雾化过程中出现恶心和不适时，应做深长呼吸；若雾化过程中出现呼吸困难、发绀、心率加快，应立即停止雾化，并通知医务人员。

（4）雾化吸入时，尽量避免仰卧位，仰卧时务必抬高床头30°~40°。深而缓慢地吸入和在吸入结束时短暂地停顿会使效果更好。

（5）患者最好在安静状态下用药，并学会做深呼吸，使胸廓活动度增大，肺活量增多。对哭闹患儿可采取睡眠后雾化治疗，从而更有利于雾化吸入。

（6）患者吸入治疗时取舒适体位，雾化后痰液稀释可能刺

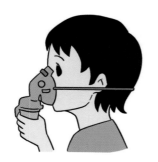
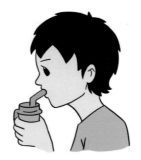

激患者咳嗽，护工或家属应及时为患者翻身拍背，协助排痰，使患者呼吸道保持通畅。

（7）为了避免雾化吸入药物的副作用，每次雾化后及时用温水漱口和洗脸，避免药物残留在口腔及面部。

（8）在氧气雾化吸入过程中，应注意安全用氧，严禁接触烟火及易燃品。

（六）如何有效咳嗽排痰？

有效咳嗽是为了排除呼吸道阻塞物并保持肺部清洁，是呼吸系统疾病康复治疗的组成部分。掌握正确的咳嗽方法，有助于气道远端分泌物、痰液的排出，从而有利于改善肺通气，维持呼吸道通畅，减少反复感染，改善肺功能。

1.正确的咳嗽方法

（1）采取舒适放松的体位，缓慢深呼吸数次（吸气时腹肌上抬），屏气3秒，然后张口，用腹肌用力做爆破性咳嗽2~3声。

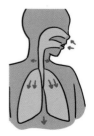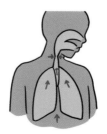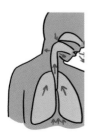

（2）停止咳嗽，缩唇将余气尽量呼出。

（3）再缓慢深吸气，重复以上动作，连续做2~3次后，休息和正常呼吸几分钟后再重新开始。

（4）必要时结合拍背（拍背原则：手法应该是将手指合拢成杯状，依靠手腕的力量，均匀有节奏地叩击，从下至上、从外至内。力度要适宜，以不产生疼痛感为宜）、咳痰训练。

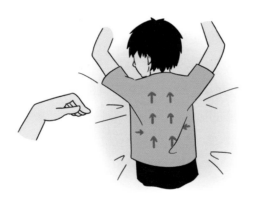

2.咳嗽时的注意要点

（1）有脑血管破裂、栓塞或血管瘤病史者应避免用力咳嗽。

（2）一般情况下应安排在进餐前1~2小时或餐后2小时。持续鼻饲患者，操作前30分钟应停止鼻饲。

（3）如果胸腹部有伤口，应轻轻按压伤口部位，亦可用枕头按住伤口，以抵消或抵抗咳嗽引起伤口局部的牵拉和疼痛。

（4）遵循节力、安全的原则，如有不适立即停止训练。

第二章

手术患者
的心理管理

第 一 节

手术患者心理状态对术后康复的影响

手术是临床上常用的、有效的治疗手段，由于手术属于"创伤性"的治疗手段，可能出现出血、疼痛、组织损伤、功能丧失和术后并发症等多种情况，所以对患者而言，手术是较为强烈的精神刺激和严重的应激事件。通常，绝大多数患者会产生一系列不同程度的心理反应和情绪变化，如焦虑、紧张、恐惧、害怕等。患者的心理、情绪反应个体差异很大，多与以下因素相关：年龄、文化程度、情绪是否稳定、性格、既往有无心理创伤等。

手术前患者的心理反应主要有焦虑、紧张和恐惧，表现为担心、不安、害怕、疲倦、乏力等，会出现心慌、手抖、坐立不安、出汗，甚至睡眠障碍等一系列反应。患者在手术前出现轻度的焦虑是正常且合理的，但如果焦虑太严重会干扰康复的进程。

手术后患者常会出现下列情绪反应。

1.烦躁、抑郁

由于术后患者出现伤口疼痛、身体虚弱、活动受限等情况，导致患者烦躁不安。危险期过后，患者开始考虑手术对自己健康、工作、学习、生活等的不利影响，容易出现抑郁情绪。

2.角色强化

主要表现为心理退化（如被动依赖、哭泣等），对各种不良刺激的耐受性降低。

3.担心

担心术后康复效果。患者如果缺乏正确的认识，可能会把术后的不适感作为判断手术是否成功的标准，稍有不适就担心、沮丧、抱怨。

实践证明，手术患者的情绪变化会严重影响其康复程度和康复速度。心理状态良好的患者术后切口愈合时间短，康复理想。所以，了解患者术前及术后的心理特征，掌握与之对应的心理康复措施，对手术的顺利进行、术后康复和减少手术并发症等都具有重要意义。

第二节
手术患者心理评估与管理

由于疾病的折磨，加上不熟悉医院环境和手术风险等因素的影响，患者往往会心情烦躁、焦虑不安，严重的甚至会出现恐惧、害怕。遇到这些情况我们怎么办呢？

患者面对不熟悉的环境，出现轻度的焦虑是正常合理的，但如果焦虑太严重会干扰康复的进程。患者可以对自己的心理状态进行简单评估，采取相应的自我心理调节，加上医务人员的心理干预和一些辅助药物治疗等措施来调整自己的心理状态，缓解焦虑、紧张不安的情绪。

一、手术患者心理评估

围手术期焦虑抑郁状态的评估通常是通过多种量表来进行。目前比较简单的自评量表有9项健康问卷（PHQ-9）、焦虑自评量表（SAS）及抑郁自评量表（SDS），患者可以进行自评。

PHQ-9量表

问　题	0=完全不会	1=好几天	2=一半以上的天数	3=几乎每天
1.做事时提不起劲或没有兴趣	0	1	2	3
2.心情低落、沮丧或绝望	0	1	2	3
3.入睡困难、睡不安稳或睡眠过多	0	1	2	3
4.感觉疲倦或没有活力	0	1	2	3
5.食欲下降或吃太多	0	1	2	3
6.觉得自己很糟，或觉得自己很失败，或让自己和家人失望	0	1	2	3
7.专注事物有困难，如阅读报纸或看电视时不能集中注意力	0	1	2	3
8.动作或说话速度缓慢到别人已经觉察，或正好相反，烦躁或坐立不安、动来动去的情况更胜于平常	0	1	2	3
9.有不如死掉或用某种方式伤害自己的念头	0	1	2	3

总分：_____

焦虑自评量表（SAS）

焦虑是一种比较普遍的精神体验，长期存在焦虑反应的人易发展为焦虑症。本量表包含20个项目，分为4级评分，请您仔细阅读以下内容，根据最近一星期的情况如实回答。

填表说明：所有题目均共用答案，请在A、B、C 、D下划"√"，每题限选一个答案。

自评题目的答案：A，没有或很少时间（1分）；B，小部分时间（2分）；C，相当多时间（3分）；D，绝大部分或全部时间（4分）。

1.我觉得比平时容易紧张或着急　　　A　　B　　C　　d

2.我无缘无故在感到害怕　　　A　　B　　C　　d

3.我容易心里烦乱或感到惊恐　　　A　　B　　C　　d

4.我觉得我可能将要发疯　　　A　　B　　C　　d

★5.我觉得一切都很好　　　A　　B　　C　　d

6.我手脚发抖打颤　　　A　　B　　C　　d

7.我因为头疼、颈痛和背痛而苦恼　　　A　　B　　C　　d

8.我觉得容易衰弱和疲乏　　　A　　B　　C　　d

★9.我觉得心平气和，并且容易安静坐着　　　A　　B　　C　　d

10.我觉得心跳得很快　　　A　　B　　C　　d

11.我因为一阵阵头晕而苦恼　　　A　　B　　C　　d

12.我有晕倒发作，或觉得要晕倒似的　　　A　　B　　C　　d

★13.我吸气呼气都感到很容易　　　A　　B　　C　　d

14.我的手脚麻木和刺痛　　　　　A　B　C　d

15.我因为胃痛和消化不良而苦恼　A　B　C　d

16.我常常要小便　　　　　　　　A　B　C　d

★17.我的手脚常常是干燥温暖的　A　B　C　d

18.我脸红发热　　　　　　　　　A　B　C　d

★19.我容易入睡并且一夜睡得很好　A　B　C　d

20.我做噩梦　　　　　　　　　　A　B　C　d

注：★第5、9、13、17、19题的计分须反向计算。

量表粗分超过40分，或标准分超过50分可能有焦虑。标准分50~59分为轻度焦虑，60~69分为中度焦虑，70分以上为重度焦虑。

抑郁自评量表（SDS）

本量表包含20个项目，分为4级评分，为保证调查结果的准确性，请您仔细阅读以下内容，根据最近一星期的情况如实回答。

填表说明：所有题目均共用答案，请在A、B、C 、D下划"√"，每题限选一个答案。

自评题目的答案：A，没有或很少时间（1分）；B，小部分时间（2分）；C，相当多时间（3分）；D，绝大部分或全部时间（4分）。

1.我觉得闷闷不乐，情绪低沉　　　　　　A　　B　　C　　d

★2.我觉得一天之中早晨最好　　　　　　A　　B　　C　　d

3.我一阵阵哭出来或想哭　　　　　　　A　　B　　C　　d

4.我晚上睡眠不好　　　　　　　　　　A　　B　　C　　d

★5.我吃得跟平常一样多　　　　　　　　A　　B　　C　　d

★6.我与异性密切接触时和以往一样感到愉快A　　B　　C　　d

7.我发觉我的体重在下降　　　　　　　A　　B　　C　　d

8.我有便秘的苦恼　　　　　　　　　　A　　B　　C　　d

9.我心跳比平时快　　　　　　　　　　A　　B　　C　　d

10.我无缘无故地感到疲乏　　　　　　　A　　B　　C　　d

★11.我的头脑跟平常一样清楚　　　　　　A　　B　　C　　d

★12.我觉得经常做的事情并没有困难　　　A　　B　　C　　d

13.我觉得不安而平静不下来　　　　　　A　　B　　C　　d

★14.我对将来抱有希望　　　　　　　　　A　　B　　C　　d

15.我比平常容易生气激动　　　　　　　A　　B　　C　　d

★16.我觉得作出决定是容易的　　　　　　A　　B　　C　　d

★17.我觉得自己是个有用的人，有人需要我　A　　B　　C　　d

★18.我的生活过得很有意思　　　　　　　A　　B　　C　　d

19.我认为如果我死了别人会生活得更好些　A　　B　　C　　d

★20.平常感兴趣的事我仍然照样感兴趣　　A　　B　　C　　d

注：★所标题目须反向评分。

量表总分超过41分，或标准分超过53分可能有抑郁。53~62 分为轻度抑郁，63~72 分为中度抑郁，72分以上为重度抑郁。

二、手术患者心理管理

（一）术前患者的心理管理

（1）积极的自我调节，调整好心态，勇敢面对疾病，坚信只要积极配合医生治疗，一定能够克服所有困难，早日痊愈出院。

（2）所有的恐惧都源于无知，患者可以向医务人员了解手术的目的、术前周密的准备工作情况、手术的过程、手术安全性方面的问题、术后的康复措施等，从而增加自己对医务人员的信任感及对手术的安全感，对手术产生正确的认知，积极主动地配合治疗。

（3）获取社会支持：一方面，患者可安排家属、朋友来探视自己，通过他们的安慰和鼓励，可增强患者战胜疾病的信心；另一方面，与已手术成功的患者相互交流，使自己精神放松、情绪稳定，积极与医务人员配合，顺利完成手术治疗。

（4）吸氧或深呼吸训练：可以通过吸氧或深呼吸训练来缓解患者因焦虑和紧张等情绪引起的脑血管痉挛及轻微缺氧，进而改善患者的紧张情绪。

（二）术后患者的心理管理

（1）支持性心理治疗：麻醉清醒后，患者可了解手术效果，从家属和朋友处获得支持、解释、鼓励和安慰，特别是可能导致伤残的手术，患者要正视伤残现实，树立积极的人生态度。

（2）分散注意力：在康复治疗师的指导下，患者可通过听音乐、数数字、深呼吸、想象美好的事物等，使自己放松、分散注意力，产生自我控制感，从而达到缓解焦虑和疼痛的目的。

（3）认知治疗：在康复治疗师指导下，患者可纠正自己对于手术疗效的错误评价，做到不仅与自己术前比较，还要与其他同类患者比较，根据自身疾病和手术的情况客观评价自己的康复情况。

（三）医务人员的心理干预

如果患者通过自我调节，焦虑或紧张缓解不明显，经过家属及康复治疗师帮助仍感觉紧张不安的，或者自我评估量表得分较高的，可以主动要求联系心理卫生中心的医护人员，进行专业化、个体化的心理干预。

（四）药物辅助治疗

（1）经过心理卫生中心医护人员的评估，必要时在医生的指导下使用咪达唑仑、右美托咪定或小剂量氯胺酮等药物来缓解焦虑及紧张情绪。重点是需要在医师指导下进行药物辅助治疗，否则可能产生头晕、头痛、情绪激动或抑郁等不良反应。

（2）患者住院期间由于紧张、睡眠环境改变、不适应多人共室等原因难以入睡，经使用耳塞、眼罩等物品减少干扰后仍入睡困难时，可主动联系医生，在医生指导下使用安眠药帮助入睡。

第 三 节
恶性肿瘤手术患者的心理管理

在恶性肿瘤的诊断和治疗过程中，患者往往要经历一系列复杂的心理变化过程，各阶段均可由于出现不良心理状态而直接影响疾病的治疗和预后。尤其是年轻的恶性肿瘤患者，他们本来正处于人生的高峰，既背负着家庭的重担，也肩挑着社会的期望，因为恶性肿瘤他们会突然感到前途一片黑暗，面对突如其来的巨大落差，内心的冲击与折磨短时间内是无法梳理清楚的，必然产生不良的情绪和心理状态。而这些情绪会抑制机体的免疫识别和监视功能，促使病情恶化，影响治疗效果，降低生活质量及导致住院时间延长等。因此，医护人员必须重视这些患者的不良心理状态，通过有效的心理管理，减轻或消除患者的不良心理状态，这对患者的治疗和康复具有重大意义。具体的心理治疗措施如下。

 一、心理治疗的注意事项

（1）临床治疗是心理治疗的一部分。

（2）心理治疗需要多方面人员的协助。

（3）心理治疗是一个长期的过程。

（4）恶性肿瘤患者应主动接受心理治疗。

 二、一般性心理治疗措施

通过接受医护人员和家属的解释、鼓励、安慰、保证、暗示等一般性心理治疗措施，恶性肿瘤患者可减少自己的焦虑和不安，减轻抑郁和忧伤，增强安全感和信心，支持和加强自己的防御功能。

 三、认知治疗

大众对肿瘤诊疗过程中的认知绝大部分为负性认知，如"癌症等于判死刑""手术加快癌症的发展""化疗很痛苦"等。这些不良认知不仅削弱了恶性肿瘤患者的治疗信心，而且使他们出现严重的不良情绪和行为反应，进而加速疾病的发展，影响整体疗效和预后。

可通过以下几个方面帮助癌症患者建立"癌症不可怕、癌症可防可控"的科学认知。

（1）癌症可防可筛可治：癌症的发生是一个长期、慢性、多阶段的过程。从正常细胞演变为癌细胞，再形成危及人体健康的肿瘤，通常需要10~20年，甚至更长的时间。世界卫生组织提出：三分之一的癌症完全可以预防；三分之一的癌症可以通过早期发现得到根治；三分之一的癌症可以运用现有的医疗措施延长生命、减轻痛苦、改善生活质量。

（2）癌症可以早期发现：早期诊断是治愈癌症的关键。随着医疗卫生常识的逐渐普及，人们的防癌意识也逐渐增强。专业的防癌体检能够对癌症做到早期发现和早期诊断，从而达到早期治疗的目的，这是目前预防和治疗癌症最理想的办法，也是代价最小、痛苦最少、最值得提倡的方法。防癌体检，不同于一般的健康体检，特指肿瘤专家结合体检者的自身情况和个体需求，做相应部位的防癌检查。如防肺癌体检，体检时注重肺部CT检查；怀疑有胃癌或有高危胃癌家族史的患者，可重点做胃镜检查；肛门指诊是普查直肠癌的简单方法，长期便血或者大便习惯异常者必查。

（3）治疗癌症前景乐观：随着医学技术的不断发展，治疗癌症的方法越来越多，不断完善。传统的手术、放疗和化疗各具特点和优势，在整个癌症的治疗中仍然起着重要的作用。分子靶向治疗、生物免疫治疗、中医中药、热疗、心理治疗等的应用，也给癌症的治疗增添了不可忽视的力量。综合治疗更是集各种疗法之长，在治疗中收到了良好的效果。随着时间的推移，癌症的治愈率将会逐渐提高，相信在不远的将来，人们会像征服细菌感染一样征服癌症。

（4）机体存在着强大的抗癌机制：研究发现，从致癌因素作用于机体到形成临床可见的肿瘤，机体始终存在着抗致癌和抑制肿瘤生长的机制。对于已经形成的肿瘤，机体像对病原体一样可对其产生免疫应答。免疫功能较强的癌症患者预后较好，免疫功能较低的患者病情发展快，治疗效果较差。目前，据此设计的肿瘤免疫疗法在临床上正发挥着越来越重要的作用。

（5）"抗癌明星"的榜样作用：所谓"抗癌明星"是对那些不肯向命运屈服，勇敢与顽症抗争的癌症患者的赞誉。20世纪90年代以来，全国各地先后举行了抗癌明星评选活动，被评出的"抗癌明星"大多数为中晚期癌症患者，生存5年以上，最长的达几十年。从他们的治疗和康复过程来看，除了接受科学的临床治疗以外，他们大都采取了一系列正确的康复治疗，特别是有一个良好的心态，对治疗充满信心。

通过上述几方面的认知重建，可有效减轻或消除癌症患者的心理压力，帮助他们建立"癌症可防可控"的积极信念，树立战胜癌症的信心。

 四、常用的行为治疗

1.放松疗法

放松疗法是通过意识控制使肌肉放松，同时间接地松弛紧张情绪，从而达到心理轻松的状态，这有利于癌症患者的身心健康。放松疗法有五大类型：一类是渐进性肌肉放松，二类是自然训练，三类是自我催眠，四类是静默或冥想，五类是生物反馈辅助下的放松。

2.生物反馈疗法

生物反馈疗法的具体实施步骤为：在安静的诊疗室里，患者躺在生物反馈仪旁，接上仪器的电极。首先，进行肌感练习，以达到消除紧张的目的。患者一边听仪器发出的声调变化，一边训练部位的肌肉系统，逐步建立起肌感。在进行训练的同时，患者要采取被动注意的态度，利用反馈仪快速掌握技巧，迅速打破长期紧张的疾病模式而进入放松状态。其次，为了逐步扩大放松的成果，降低仪器灵敏度，使患者适应性提高。最后，让患者学会在没有反馈仪的帮助下，也能运用放松技术得心应手地处理所遇到的各种事件。这就是将技能转换成完全适应日常生活的技术，它可以使患者完全自觉地运用放松技术。

五、健身气功治疗

健身气功是我国的民族文化遗产，健身气功养生学是祖国传统医学的重要组成部分。健身气功是练功者通过调息、调身和调心的锻炼，改善自身的健康状况，使心身臻于和谐，实现强身健体目的的一项医疗保健方法。

六、心理音乐治疗

心理音乐治疗是运用心理学方法，通过音乐手段来治疗心因性疾病及某些身心疾病的方法。大量研究表明，音乐与健康之间存在着密切的关系。音乐可以对人的心理和生理产生影响，能够调节呼吸、循环、内分泌、免疫、神经等系统的功能状态，起到镇静，改善人的情绪、个性特征和行为方式，增强记忆力等作用。

七、暗示治疗

在疾病诊疗过程中，癌症患者可从医生、家属、病友及其他有关人员的言谈和健康教育中，或通过翻阅一些肿瘤医疗常识，接受许多带有积极性的暗示信息。这些信息可使癌症患者得到良性的暗示，起到调整不良情绪、缓解心理压力、提高信心的作用，并在治疗中增强疗效、促进康复。

八、催眠心理治疗

催眠心理治疗是在催眠状态下进行积极心理暗示而改善疾病状态的心理治疗方法。实践证明，在催眠状态下，暗示治疗的作用要比意识清醒时大得多。良性暗示可使机体一系列的心理、生理改变，起到调整生理功能、改善情绪、提高机体免疫和修复能力，从而促进身心健康的作用。

第 三 章

胸外科手术
的康复管理

第 一 节

肺部手术的康复要点

　　人体有5个肺叶，其中左肺2叶，右肺3叶，我们常说的肺部手术，根据切除范围，可以分为：亚肺叶切除、肺叶切除、全肺切除。亚肺叶切除指的是切除范围不足肺叶，包括楔形切除和肺段切除，肺叶切除指的是切除一个肺叶，全肺切除指的是切除一侧肺。总的来说，因为手术切口的存在、胸腔引流管的置入、肺部渗出液等，普遍存在的问题可能有疼痛和咳嗽。但这些会随着时间推移而解决，也有少数转为慢性疼痛和慢性咳嗽。对于切除肺组织的手术，可能会损失部分肺功能，多数能通过余肺代偿。如果切除肺组织较多，可能对肺功能的影响较大。这些问题可通过康复师指导下的肺康复训练解决或部分解决。

一、肺部手术预康复内容

　　肺部手术术前干预以鼓励戒烟、纠正贫血状态、优化共病状态、改善肺部和营养状况为重点。

1.戒烟

吸烟往往会增加血液中碳氧血红蛋白水平，增加胸外科手术后肺部感染、伤口感染、静脉血栓及心脑血管事件的发生率。戒烟4周后吸烟的不良影响逐渐得到改善，因此，建议术前4周开始戒烟。

2.纠正贫血

术前如果存在贫血，建议通过口服或静脉补充铁剂纠正贫血。

3.运动训练

运动训练可显著降低术后肺部并发症和缩短住院时间，尤其是对处于可能无法耐受手术切除边缘状态的患者，受益更加明显。

（1）有氧运动训练：可采用快走、蹬车、游泳等形式，强度需为中-高强度，根据心率及主观劳累程度评估强度，持续时间30~60分钟，频率3~5次/周，建议目标心率：（220-年龄-基础心率）×70%+基础心率。

（2）抗阻力量训练：可采用弹力带、哑铃等方式，训练日常动作需要的大肌群。动作主要有：坐姿提膝、胸部推举、抗阻扩胸、抗阻伸膝、抗阻分髋、下肢推蹬等，每组每个动作10~12次，每次训练完成2~3组，训练频率为2~3次/周。

（3）吸气肌训练：使用机械阈值负荷，阻力设置至少是30%Pimax（小于30%Pimax的负荷不足以增强吸气肌力量），30次/组，1~2组/天。

吸气肌训练的运动处方

训练方式	阈值负荷吸气训练
频率	每周5~6天，每次30组呼吸
强度	阻力负荷≥30%Pimax， 随时间推移逐渐增加Borg评分在4~5分
时间	每次30组呼吸，10~30分钟

（4）营养优化：对于营养不良的患者，优先选择肠内营养；对于无肾脏疾病的患者，适量补充优质蛋白质，对肥胖患者，建议优化饮食结构，适当减重。

（5）心理支持：鼓励患者采用多种形式的心理放松调节，消除焦虑，增强战胜疾病的信心，对于存在焦虑、抑郁风险的患者，可由心理医生积极干预。

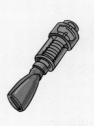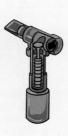

 二、肺部术后疼痛管理措施

80%的患者术后会经历中-重度疼痛，术后良好的镇痛可缓解紧张和焦虑，且提高早期活动等依从性，降低静脉血栓和肺栓塞风险等。因此，术后镇痛是ERAS的重要环节，而"手术无痛"被视作ERAS的终极目标之一。预防性镇痛，即在疼痛出现前采取镇痛措施（按时有规律地给予镇痛药物）以减缓术后疼痛的发生，其始于外科手术前，覆盖整个术中和术后。具体措施：根据预防、按时、多模式镇痛理念，术前1~3天使用NSAIDs，术后采用多模式镇痛，包括患者自控镇痛（PCA）、腹横肌平面阻滞（TAPB阻滞）、NSAIDs针剂按时注射5~7天和NSAIDs序贯镇痛。

 ## 三、肺部术后肺康复训练及气道管理

（一）如何有效地咳嗽排痰？

术后患者需要多咳嗽咳痰，通过有效的咳嗽排痰锻炼，可尽早排除呼吸道内的分泌物，胸腔内的积气、积液，早日拔除胸腔引流管，避免术后肺部感染，促进肺复张、呼吸顺畅。

如无特殊不适，一般在术后24～48小时即可进行咳嗽排痰锻炼。每隔1~2小时，肺癌患者应该主动咳嗽5～10次。术后3天内，每天排痰4～6次。

具体方法如下。

1.主动咳嗽法

患者坐位或卧位，先进行5~6次深呼吸，然后深吸一大口气，短暂屏气（2秒左右）后用力将气呼出，在呼气末张口连续咳嗽多次，这样高速的气流会使气道分泌物移动到咽部，再从咽部将痰液咳出。患者家属可在患者呼吸和咳嗽时，用双手轻按患者术侧胸壁，减轻胸壁震动及切口张力，缓解患者疼痛。

2.被动刺激法

此方法用于自主咳嗽的患者及排痰能力较弱者，家属一人双手按压伤口，另一人在患者呼吸末时，用一手指在环状软骨下缘与胸骨之间用力按压，刺激气管使其咳嗽，也能收到排出痰液效果。

（二）肺部康复训练有哪些方法？

1.呼吸功能训练

（1）缩唇呼吸：放松全身肌肉，使用鼻子吸气，呼气时嘴呈缩唇状施加一些抵抗，慢慢呼气，同时收缩腹部，深吸缓呼，吸呼时间比为1∶2或1∶3，呼吸频率为每分钟呼吸7~8次，每次15~20分钟，每天数次。此方法可升高气道内压，增加每次通气量，防止气道陷闭，降低呼吸频率、每分通气量，从而调节呼吸频率。

（2）腹式呼吸：取坐位、卧位或立位均可，自然姿态，放松全身肌肉，吸气时让腹部凸起，吐气时腹部凹入，每次15~20分钟，每次训练5~7组为宜。呼吸要深长而缓慢，尽量用鼻而不用口。此方法有助于增加通气量，降低呼吸频率，还可以增加咳嗽、咳痰能力，缓解呼吸困难症状。

以上两种呼吸方式过程中尽可能保持胸廓和肩部最小活动幅度，必要时呼气末将双手置于腹部上方给予适当压力以协助排空残余量。

（3）呼吸肌训练：可以改善呼吸肌力量和耐力，缓解呼吸困难症状。

①吸气阻力训练（膈肌训练）：患者坐位，患者左手持手握式吸气阻力训练器，右手握住波纹管，口唇包住吸气口，尽力深长均匀吸气，然后移开训练器，经口慢慢呼气，每次3~5分钟，每天3~5次，以后时间可逐渐增至每次20~30分钟。训练过程中若感到头晕或疲惫则暂停训练。

②呼气肌训练（腹肌训练）：患者仰卧位，上腹部放置1~2kg沙袋，保持肩及胸部不动，经鼻深吸气同时尽力挺腹，再缩唇慢慢呼气同时腹部尽量内陷。

2.排痰技术训练

排痰技术训练，也称气道分泌物廓清术。护理人员需指导患者有效咳嗽、咳痰的方法，必要时双手可放在手术切口上方以减轻咳嗽时疼痛感。

（1）主动循环呼吸技术包括以下三种。

①呼吸控制（BC）：主要作用是使紧张的呼吸肌放松下来，避免气道痉挛。

操作要领：选择前倾的坐姿或半卧位，进行轻柔的潮气量呼吸，尽可能使用腹式呼吸。可以把手放在上腹部，感受呼吸动作。

操作方法：吸气（腹部鼓起）——呼气（腹部下降）。

②胸廓扩张运动（TEE）：主要作用为松动分泌物，增加胸廓活动度，改善呼吸肌力量。

操作要领：选择前倾的坐姿，将手放在胸廓两侧引导吸气时尽量扩张胸廓，在操作过程中亦可增加摇动、震动等手法。

操作方法：用力深呼吸——感受整个胸廓扩张（可以在吸气完毕屏气2～3秒减少肺组织的坍陷）——缓慢呼气。

③用力呼吸技术（FET）：主要作用为移动分泌物，支撑塌陷的气道，增加有阻塞但未闭合气道的气流。

操作要领：如同对着镜子呵气。呵气可以使气道受到挤压，同时产生振动，使高肺容积位的分泌物移动排出。

操作方法：短暂吸气——长而深的呵气（或长而深的吸气——快速呵气）。

（2）外力排痰：护理人员可五指并拢，掌心成杯状，运用腕部力量从患者健侧肺底部开始进行叩击，方向自下而上，从外向内。

缩唇呼吸及腹式呼吸配合正确的咳嗽、咳痰方法，有利于手术后排痰、肺复张及控制肺部感染。

3.肺部康复运动的核心——运动训练

运动训练是肺部康复运动的核心内容，是综合肺部康复方案的基础。手术清醒后即可加强肢体功能锻炼。

上肢屈臂—伸直，也可以视患者情况进行非负重和负重举臂，负重举臂时患侧手臂负重0.25kg（半瓶矿泉水），健侧手臂负重0.5kg（1瓶矿泉水），指导患者举臂时与呼吸协调，每次持续约15分钟。

下肢屈腿—伸直，做蹬自行车的动作。医护人员鼓励患者早期下床活动，指导患者进行主动运动，活动时间及活动量逐渐增加，注意安全。

肢体活动训练中的上肢运动有助于改善患者呼吸困难，改善胸腔顺应性，增强运动耐力；下肢屈伸抬腿及步行训练有助于提高下肢运动耐力，减轻下肢疲劳的主观感觉，增强步行能力。

 四、肺部术后胸腔闭式引流管理

肺部术后大部分患者需要安置胸腔闭式引流管，用于术后观察及治疗。

（一）肺部术后胸腔闭式引流注意事项

1.保持管道密闭，妥善固定

（1）全套引流装置应无菌密闭，各衔接口连接紧密，避免脱落。

（2）引流管下端始终保持没入水中3~4 cm，并保持直立，避免空气进入。

（3）水封瓶的位置，应低于胸腔出口平面60 cm以上。

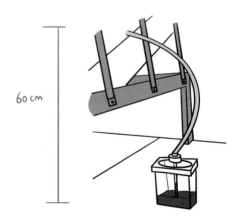

（4）搬运患者时和外出检查时，要将引流管夹闭（漏气明显者，不可以夹闭引流管）。

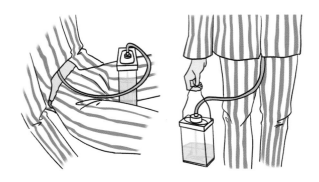

（5）下床活动时，引流瓶的位置应低于膝盖并保持平稳。

（6）引流管固定时要留有余地，防止翻身时牵拉脱落，但是也不宜过长，以免扭曲、打折或受压。

（7）引流瓶要每日更换。护士更换引流瓶时，患者应积极配合，护士会用两把大止血钳夹住引流管，防止液体和空气倒流进入胸腔。

如果引流管意外从胸壁脱出怎么办？患者或家属应立即用手顺皮肤纹理方向，捏紧引流口周围皮肤，注意勿直接用手指按压伤口，立即通知医护人员处理。

2.保持引流通畅

（1）体位：如果患者病情允许，可取半卧位，抬高床头30°，依靠重力引流。

（2）练习深呼吸和有效咳嗽动作，以便胸腔内积气积液的排出，促进肺复张。

（3）防止引流管扭曲、受压、折叠或脱落。

（4）定时挤压引流管，防止血块堵塞。

3.观察引流情况

（1）观察引流液的颜色、性质和量。如果术后连续4小时引流量>100 mL或24小时>1000 mL，引流液呈鲜红色，且伴有呼吸困难、脉搏快、血压下降等，提示有活动性出血。

活动性出血　　　　　　**乳糜胸**

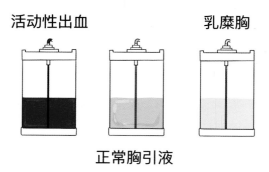

正常胸引液

（2）观察水柱波动情况，正常水柱上下波动4~6 cm。没有波动时，应及时通知医护人员，检查管道畅通情况。

4.拔管

（1）拔管时间：胸膜腔引流48~72小时后，引流量明显减少且颜色变淡，24小时内引流量小于 300 mL、持续无气体排出，患者无呼吸困难，经 X线检查证实肺膨胀良好，可拔管。

（2）拔管操作：拔管时，一般先拆除引流管固定线，在深吸气后屏住呼吸，医生会迅速拔出导管，收紧预置线闭合伤口或立刻用凡士林纱布覆盖，宽胶带密封，并加压包扎1~2天。

（3）拔管后的注意事项：拔管后，注意观察有无胸闷、气促、呼吸困难、发绀，置管口有无漏气（皮下气肿），以及敷料有无渗血、渗液。如有异常，及时告知医护人员。

 ## 五、肺部术后便秘的预防

由于手术过程中，患者身体会承受应激（压力），术后多卧床休息，肠蠕动下降，加上使用止痛药等易引起便秘的药物，患者术后出现便秘的可能性会增大。

（一）如何预防术后便秘？

（1）药物：在使用止痛药的同时，口服软便剂，以预防便秘。做好预防，患者会更轻松、更舒服，真的发生便秘后再开始治疗就麻烦了。

（2）多喝液体：增加对液体的摄入，避免喝咖啡因饮料，普通饮料（水和果汁）可以帮助身体保持充足水分，并减少便秘风险。液体也将有助于身体在发生便秘后快一点恢复。谨记，定时喝水，从早到晚保持一定的喝水量。一般每天喝水1.8 L，当服用阿片类药物时，饮水量还要增加。

（3）多摄入纤维：可通过吃新鲜的蔬果（勿榨汁），增加对纤维的摄入。也可以吃纤维补充品，增加每天饮食中的纤维，但谨记，如果喝水过少，增加纤维补充品也许会加重便秘程度。此外，要避免摄入已知会引起便秘的食物。

（4）规律正餐和零食：规律饮食可以使排便形成规律。

（5）运动：例如健步走，有研究表明可减少便秘的风险。当然，一定要遵守外科医生的指导，以免运动过量。

（二）如果出现便秘怎么办？

便秘可进展为粪便嵌塞，粪便太硬、太干，乃至于无法排出。变硬的粪便必须通过灌肠、用手解除嵌塞（医生或护士要用手取出变硬的粪便）或经手术取出。

 ## 六、肺部术后的饮食

家属大多为患者提供高蛋白和高脂饮食，希望通过术后高营养供给达到快速康复的目的。但研究发现，术后早期进食高动物性蛋白及脂类食物会导致乳糜胸及胃肠功能障碍。因此，我们建议肺手术后的患者以中链甘油三酯（MCT）饮食为主。

术后1~3天，MCT饮食注意事项

（1）以未加油脂的馒头、稀饭、米饭、面条等为主食。

（2）蔬菜水果可以自由选择替换。

（3）优质蛋白食物可选择脱脂牛奶、蛋清、低脂鱼禽肉（去皮鸡肉、虾仁、鲈鱼）、豆制品（去除豆油），如豆腐75 g或鸡胸脯肉40 g或豆腐干50 g或虾仁60 g或不带皮的低脂鱼肉40 g或脱脂奶200 mL或鸡蛋白50 g。

（4）不能进食高脂肉类、肉汤、纯牛奶、酸奶、豆浆。

（5）饮水以淡茶、果汁饮料、白开水为主。

（6）不能摄入加植物油和动物油（黄油、酥油、奶油、猪油等）的食物。

一日菜谱推荐		
早餐	主食100 g	蔬菜100 g	白味榨菜15 g
午餐	主食100 g	蔬菜250 g	豆腐75 g
晚餐	主食100 g	蔬菜250 g	鸡胸脯肉40 g
加餐	水果200 g		

 七、肺部术后出院注意事项

（一）第一次复查

患者出院4周左右到门诊第一次复查。复查胸部X线片或CT

以了解胸部情况，医生会根据复查情况及病理报告确定下一步的治疗方案，并决定下一次的复查时间。

（二）伤口处理及拆线

出院后应注意伤口消毒，建议使用酒精或碘伏（药店购买）早晚各消毒一次，直至拆线。如果伤口没有渗液，一般可不用覆盖纱布，尽量不要沾水，若不慎沾水可用干毛巾擦干并用电吹风吹干后酒精消毒，避免感染。

出院后引流管伤口可能会有少量黄色或粉红色清亮液体流出，属于正常现象。通常拔管后纱布覆盖48小时后可摘除，如果纱布湿了，需要更换干净纱布直至引流口无渗出。通常引流管伤口需要2~3周拆线。

（三）出院后用药

通常情况下，肺部手术后不需特殊用药，术前的用药都可以继续服用。但是由于大部分患者出院后可能有伤口疼痛、低热等症状，医生会在出院时给患者开具一些镇痛、化痰、镇咳的药物及抗生素，以帮助患者控制这些症状。但是，即便不吃任何药物，上述症状大多数也会缓解，所以不用过于担心。不推荐肺部手术后服用任何免疫增强剂或特殊中药，目前没有任何证据表明这些药物可以帮助术后恢复或减少肿瘤复发。某些药物价格昂贵甚至可能有副作用，反而不利于恢复。

（四）出院后饮食

肺部手术后通常不需要忌口，但由于患者术后免疫力较低，建议少食辛辣刺激性食物，并加强蛋白质和热量的摄入，同时加强平衡饮食，增加蔬菜和水果在饮食中的比例。

（五）出院后休息与运动

患者出院后感到疲惫虚弱是正常现象，饮食和睡眠习惯的改变也会影响恢复。为了加快恢复，出院后的适当锻炼必不可少，可以改善睡眠，增加肺活量。通常肺部手术出院后患者生活可以自理，可以进行简单的家务活动，如扫地、洗衣等。提拉重物等活动建议术后1个月再进行。通常胸腔镜手术后患者出院2~4周可恢复正常的工作。快走和爬楼梯是术后恢复肺功能的好办法，但宜循序渐进、量力而行，特别是年纪较大的患者，运动过程中可以适当休息，不要勉强。

（六）出院后的常见症状

出院后出现以下的不适是正常的，不用担心。

（1）疼痛：术后伤口疼痛是正常现象，通常为手术切口和其相应肋间神经支配区域（如胸部周围皮肤和上腹部）。手术时皮肤神经的损伤也会导致皮肤麻木或针刺样疼痛，这是正常现象，疼痛和麻木会慢慢恢复的，但恢复时间因人而异，个别患者可能会持续1年以上。长期的慢性疼痛可以到医院疼痛门诊寻求帮助。如果出现突发剧烈疼痛，需要到医院就诊明确原因。

（2）咳嗽：手术后会出现3~4月的咳嗽，一般在深呼吸或连续说话时明显，没有痰或有少量的白色痰液，这是正常的。咳嗽的原因很多，但一段时间后均可改善。如果咳嗽比较厉害可以到药店或附件的医院买止咳药治疗。

（3）低热：术后一般会有38℃左右的低热，这是术后正常的吸收热。如果超过38.5℃需要及时就诊。

（4）胸闷、气急、乏力：由于肺部手术会切除一部分正常肺组织，肺功能的恢复通常需要3~6个月时间，在这期间患者可能会感到胸闷、气急、乏力，适当的肺功能锻炼有助于改善症状。

（七）后续治疗及随访

肺部良性病变切除后通常不需要其他特殊治疗（结核病需要到专科医院进行相应的抗结核治疗）。恶性病变的后续治疗主要取决于病理结果。不是所有肺部恶性肿瘤手术后都需要进行放、化疗。根据目前的临床治疗指南，I期的非小细胞肺癌手术结束后是不需要进行任何化疗或靶向治疗的。对于原位腺癌或微浸润腺癌，由于其复发率极低，预后很好，复查的间隔时间也会适当延长。在患者第一次复查时，医生会根据手术切除后的病理结果制订后续的治疗及随访方案。

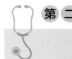

第 二 节
食管手术的康复要点

食管是消化管道的一部分，上连于咽，沿脊柱椎体下行，穿过膈肌的食管裂孔通入胃，全长约25cm。依食管的行程可将其分为颈部、胸部和腹部三段。食管主要由环节肌层（内层）和纵行肌层（外层）组成。由于这两种肌肉的收缩蠕动，迫使食物进入胃，故其主要作用是向胃内推进食物。需要手术的食管疾病有：

（1）癌肿早期，患者一般情况允许应积极手术。病变长度≤5m，或>5cm无远处转移，估计尚有切除的可能性。

（2）肿瘤直径≥2cm的胸段食管各部位单发或多发的平滑肌瘤。

（3）食管裂孔疝修补术的适应证由疝的类型决定。Ⅰ型疝常伴有胃食管反流性疾病，且药物治疗不满意者，可进行手术治疗。对Ⅱ型、Ⅲ型和Ⅳ型食管裂孔疝，不论其临床症状轻重都应进行手术修复。

（4）食管息肉者。

（5）早期食管破裂（8小时内）。

一、食管手术预康复内容

食管手术术前干预以鼓励戒烟、改善营养状况为重点，同时需纠正贫血状态、优化共病状态。

1.戒烟

建议术前4周开始戒烟。

2.营养优化

食管肿瘤患者多有进食困难、营养不良、体重下降的情况，术前肠内营养+肠外营养结合，可改善患者营养状况及电解质情况。

3.纠正贫血

患者术前如果存在贫血，建议通过口服或静脉补充铁剂纠正贫血。

4.运动训练

运动训练可显著降低术后肺部并发症和住院时间，可以在肺康复老师的指导下进行。运动训练包括有氧运动训练、抗阻力量训练和吸气肌训练等方式。详见肺部手术的预康复章节。

5.心理支持

食管手术患者需采用多种形式的心理放松调节，消除焦虑，增强战胜疾病的信心，对于存在焦虑、抑郁风险的患者，可由心理医生积极干预。

 二、食管术后疼痛管理措施

食管手术多有胸腹部伤口，部分患者还有颈部伤口，切口部位多，如果是开胸、开腹手术，疼痛会更加明显。患者术后多经历中-重度疼痛，可采用多模式镇痛，包括PCA、TAPB阻滞、NSAIDs针剂按时注射5~7天和NSAIDs序贯镇痛。

 三、食管术后肺康复训练及气道管理

食管手术多需经胸部或腹部，对肺部影响较大，术后疼痛较重，术后大多需安置胃管，影响咳嗽咯痰，术后肺部并发症多发，严重情况下，可能出现肺部感染、肺不张、胸腔积液、呼吸衰竭等。肺康复及气道管理与肺部手术术后等同，术前、术后在肺康复老师的指导下进行有效的咳嗽和呼吸训练，病情加重情况下，可行纤维支气管镜吸痰，必要时用呼吸机辅助呼吸。

 四、食管术后管道护理

食管术后大多需安置胸腔闭式引流管、纵隔引流管、胃管、腹腔引流管，空肠造瘘管等，用于术后观察及治疗。

1.胸腔闭式引流及纵隔引流

详见肺手术术后胸腔闭式引流管理。

2.胃管负压引流

食管术后大多需安置胃管负压引流，用于观察吻合口出血情况及减少胃酸等化学物质对吻合口的影响。拔除时机：大多在胃肠功能恢复后拔除，俗称肛门排气之后。

3.腹腔引流管

部分患者需安置腹腔血浆引流管，观察腹腔术后渗血、渗液情况。拔除时机：48~72小时引流颜色变黄，引流量较少可拔除。如患者有低蛋白血症，引流量较多，可适当延长时间。

4.经鼻空肠营养管

部分患者需经鼻安置空肠营养管，用于术后肠内营养支持。拔除时机：1周左右，确保无吻合口瘘，可以经口进食。

5.空肠造瘘管

部分吻合口瘘高风险患者需术中行空肠造瘘术治疗，用于术后肠内营养支持。拔除时机：2周至3月，确保无吻合口瘘，可以经口进食后拔除。

如果引流管意外从胸壁脱出怎么办？患者或家属应立即用手

顺皮肤纹理方向，捏紧引流口周围皮肤，注意勿直接用手指按压伤口，立即通知医护人员处理。

 ## 五、食管术后深静脉血栓的预防措施

食管手术时间往往较长，术后因心电监护等全身带管较多，输液时间长，术后深静脉血栓发生风险较高，需高度重视，预防的手段主要有基础预防+物理预防+药物预防。

（1）卧床患者进行主动或被动床上肢体活动，并将腿抬高到心脏以上水平，促进下肢静脉血液回流，病情允许的情况下，家属应协助患者早期下床活动。

（2）督促并帮助患者进行交替伸腿、髋关节旋转、膝关节屈伸运动、踝泵运动。

（3）在距小腿关节下方4 cm处垫脚圈，使小腿腹部离开床面，避免膝下垫枕。术后加强保暖，按摩双下肢。

（4）间歇气囊压装置治疗。

（5）术后24~48小时后可使用低分子肝素等抗凝药，减少深静脉血栓的形成。

六、食管术后的饮食管理

食管术后，患者消化道的正常生理状态被改变，胃被上拉至胸腔形成"胸胃"；支配胃蠕动功能的迷走神经被切断，患者术后可能没有饱和饿的感觉；胃—食管吻合口没有贲门括约肌的功能，平卧时胃内容物容易反流而导致反流性食管炎的发生；重新吻合的食管结构特殊且脆弱，一旦饮食方面处理不当就会导致术后吻合口瘘或吻合口狭窄等情况的发生。因此术后患者应遵从以下的进食程序。

1.鼻饲饮食阶段

通常为手术后1~5天。此时手术吻合口尚未愈合，胃肠功能尚未恢复，消化功能差。只能采用经鼻空肠营养管或空肠造瘘管将营养直接送达空肠（经过多年探索，"免管免禁"策略也可用于早期经口进食）。

2.流质饮食阶段

通常为手术后5~10天。此时患者已基本度过手术创伤期，肠蠕动恢复，拔除鼻饲管，可进食无渣流质。流质饮食以水为主，可进食米汤、蛋汤和鸡汤、鸭汤、鱼汤等。

3.半流质饮食阶段

一般于术后第12天进半流质饮食，以清淡、易消化的食物为主（如稀饭、面条、鸡蛋羹、豆腐等）。此时进食仍应注意少量多餐，促进消化功能的恢复。

4.正常饮食

约在手术后4周开始正常饮食。术后有可能出现吻合口狭窄，而进食固体食物对吻合口有一定的扩张作用，因此术后不宜长期半流质饮食。初期以易消化、高蛋白、高维生素的食物为主，如牛奶、鸡蛋、瘦肉、鱼、虾、水果和新鲜蔬菜，同时要养成定时、定量进食的习惯。

注意事项：①忌烟、酒、咖啡和油炸、刺激性或硬性食物，不吃酸性或过碱性的食物。②餐后不宜立即平卧，以免食物反流，出现心悸、冷汗等类似低血糖样反应，最好进食后半卧30分钟或行走30分钟。③食物温度以40℃左右为佳，以防止烫伤，进食时须细嚼慢咽，避免进食纤维素过长的肉类或蔬菜而引起食物嵌顿，或误吞骨头损伤食管等。

 七、食管术后其他注意事项

1. 注意口腔卫生

口腔是消化道的第一道门户，其本身又是一个细菌丛生的部位，患者术后的口腔清洁卫生非常重要。术后1~2天可用棉棒擦拭口腔。拔除胃管前尽量不要将口水或痰液咽下，以减少食管吻合口感染的概率。应坚持每日早晚刷牙，每天用漱口水或淡盐水不定时漱口3~5次。若经常感觉口干不适者，也可用淡绿茶或柠檬水漱口，以减轻口干的感觉。

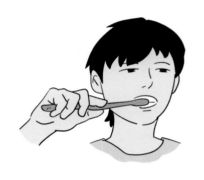 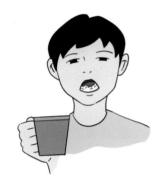

2. 坚持康复锻炼

部分食管手术为开胸手术，需要切断胸部肌肉，术后须防止肌肉粘连，预防术侧肩关节强直及肌肉废用性萎缩。术后完全清醒后即可开始活动四肢，特别是术侧的上肢，通过屈伸手指、前臂及按摩肩周的肌肉，可减轻酸软、麻木感。鼓励患者用术侧手去做一些力所能及的活动，如刷牙、梳头等。随着体力的恢复，逐渐增加活动的量和范围，如上肢抬举、过度伸臂、扩胸运动、内收或前屈上肢及内收肩胛骨等运动，还可有意识地用患侧上肢做梳头、端碗、越过头顶摸对侧耳郭、手指爬墙等动作。但注意不要让头颈倾斜，尽量保持自然位置。

3. 心理精神调护

家庭成员应首先调整好情绪，营造良好、舒心的家庭氛围，帮助患者增强战胜疾病的信心，避免悲观、消极等不良情绪。

尽量不要让患者独居，以免其产生孤独和忧郁的不良情绪。

规律的起居与良好的睡眠可以防止精神抑郁。

适当的户外活动和社交活动，可使患者保持开朗、愉快的心情和积极乐观的生活态度。

第四章

骨科手术的
康复管理

骨科主要研究骨骼肌肉系统的解剖、生理与病理，运用药物、手术及物理的方法保持和发展这一系统的正常形态与功能。骨科常见疾病分类如下。

（1）四肢骨关节损伤、骨盆髋臼骨折及脊柱脊髓损伤、周围神经损伤等创伤性疾病，常见的病种有肱骨骨折、股骨骨折、手外伤、足外伤等。

（2）颈、腰椎退行性疾病、运动系统慢性损伤，如颈椎病、腰椎间盘突出症、腰椎管狭窄症、肩袖损伤、网球肘等。

（3）骨与关节化脓性感染性疾病，如化脓性关节炎、关节结核、脊柱结核等。

（4）骨肿瘤、软组织肿瘤，尤其是四肢肿瘤等。

根据手术难易程度，临床上骨科手术一般分为四个等级。

（1）一级手术：是最简单的手术，主要包括清创、骨牵引、外固定、关节腔切开引流、肩肘关节闭合复位、胸锁乳突肌切断术等。

（2）二级手术：主要包括单处四肢长管骨骨折切开复位与内固定术、开放性骨折处理、肌腱移位术、延长术、关节脱位复位内固定、骨移植术、关节移植术、带血管骨、肌肉游离手术等。

（3）三级手术：包括踇（足）外翻矫形术、关节融合术、骨骼矫形、骨延长术、关节成形术、半关节置换术、全髋关节置换术、四肢截瘫手术、后路腰椎间盘髓核摘除术等。

（4）四级手术：是最难的手术，包括骨盆骨折切开复位内固定术、骨肿瘤切除术、人工全髋关节置换术、翻修术、人工全膝关节置换术、先天性髋关节脱位手术等。

骨折治疗的最终目的是恢复损伤部位的功能，骨科患者在外伤和手术后进行康复训练对预防骨关节、肌肉、软组织的功能障碍，促进功能恢复起着积极的作用。据相关资料报道，患肢制动超过 3 周，在肌肉和关节周围疏松的结缔组织变为致密的结缔组织，易致关节挛缩；卧床超过 3 周，肌力即降低一半，肌肉亦出现废用性萎缩。所以合理的康复训练可防止由于出血而产生的关节挛缩、韧带短缩、肌肉僵硬、滑膜粘连等不利于关节活动的各种改变。即使关节周围已有血肿、水肿、机化，通过活动也可以使瘢痕松弛、软化，不再影响关节活动。功能恢复的好坏与早期康复训练有着密切的关系，早期进行有计划的、系统的康复训练在整个康复期尤为重要。

脊柱外科手术的康复要点

脊柱外科手术种类繁多，康复手段多样，此节主要对脊柱外科常见的腰椎间盘突出症和椎体压缩性骨折手术的康复要点进行介绍。

一、腰椎间盘突出症手术的预康复措施

（一）术前训练

目的是使患者更好地适应术后情况、减少术后并发症和尽早进行功能锻炼。

（1）锻炼术后可能用的俯卧位下床姿势。

（2）锻炼腰背部的肌肉力量，比如可以练直腿抬高和三、五点支撑，但是如果疼痛比较严重，暂时避免活动过多。

（3）腰椎间盘突出症手术后早期仍需绝对卧床，大部分患者不适应卧位排便，医护人员术前应训练患者卧位排大小便，并指导腹部按摩防止术后腹胀、便秘。

（4）腰椎间盘突出症手术多采用全身麻醉，气道插管和长

时间卧床会使气道分泌物滞留，需进行深呼吸和有效咳嗽训练。

（5）腰椎间盘突出症手术后由于手术的影响和疼痛，患者较难掌握正确的起床姿势，开展术前起床训练有利于尽早实现下床锻炼。

（二）心理指导

腰椎间盘突出症属于腰椎退变性疾病，这是一种慢性病，对患者工作和生活影响大。患者易产生焦虑紧张心理，可能影响术后功能恢复及症状缓解。医护人员术前应对患者做好心理疏导，听取患者意见和要求，了解其家庭和社会背景，寻求社会和家庭的支持。医护人员应向患者交代病情，说明手术的目的、必要性和预后，讲解手术的实际过程、麻醉方式，解除患者的疑惑和顾虑，强调早期功能锻炼的意义，使患者以积极的态度参与治疗。

二、腰椎间盘突出症手术的康复措施

（一）围手术期患者应该做点什么？

（1）术后第一天，平卧休息，呼吸训练，下肢活动。以平卧为主，尽量保持休息，同时进行呼吸功能训练，以促进肺部通气。此外，进行踝关节活动、膝关节活动等，防止深静脉血栓的形成。

（2）术后第二天，坐位训练，肢体功能锻炼。如坐起、站立等，以逐渐恢复正常的生活能力；如手臂活动、下肢活动等，以加强肌肉力量。

（3）术后第三天，步态训练，平衡训练。如站立、行走等，以逐渐恢复正常步态；如单脚站立、转身等，以提高身体的平衡能力。

（4）术后第四天，腰部功能训练。如腹肌收缩、骨盆倾斜等，以加强腰部肌肉的支撑能力。

（5）术后第五天，逐渐增加负重训练。如拿起轻重量物品，逐渐增加步行距离等，逐渐恢复正常的生活能力。

（6）术后第六天，逐渐增加运动强度。如慢跑、快走等，以增强身体的耐力和心肺功能。

（二）手术后的康复训练

1.保护阶段（术后1~4周）

这一阶段的目标是保护手术部位，促进伤口愈合，保持神经根的活动性，减少疼痛和炎症，并且减少恐惧和忧虑，建立持续良好的身体力线以保证安全、独立地进行自我照顾。可进行适当的限制性活动或训练。

（1）踝关节背伸训练：仰卧位，家属或护理人员按住患肢的膝关节，让患者的脚用力往上勾（背伸）到极点，坚持3~5秒。

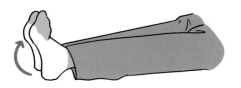

（2）直腿抬高训练：仰卧位，让患者翘脚拇指，再勾脚，将腿绷直了，慢慢抬高，直到有酸痛不适感时，坚持3~5秒，慢慢放下，两侧交替进行训练。

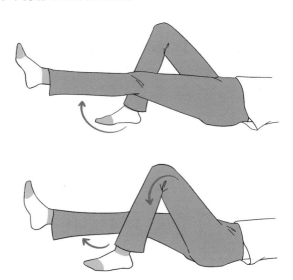

2.功能康复阶段（术后4~6周）

本阶段的目标是改善下肢柔韧性以减小脊柱压力，增加对直立姿势的耐受性，促进软组织活动，增强下肢肌力及柔韧性，维持神经根机能。

（1）仰卧位屈髋腹肌等张训练：仰卧位，患者以手在髋关节上方直接触摸膝关节，然后有意地缓慢伸展同侧上下肢。交替直腿抬高，逐步进展为腹肌收缩，同时无支撑的下肢伸展，再到腹肌收缩时无支撑的四肢伸展。此训练主要让患者练习同时控制伸展和侧屈。

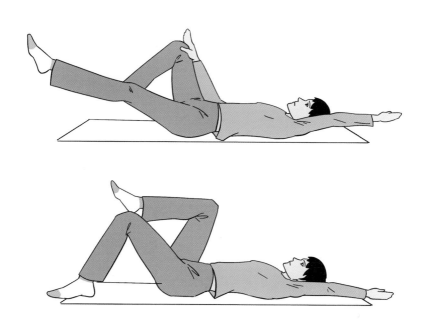

（2）神经活动（坐骨神经或股神经）：仰卧位伸膝，背屈踝关节，牵拉坐骨神经运动（脊柱支持体位）。

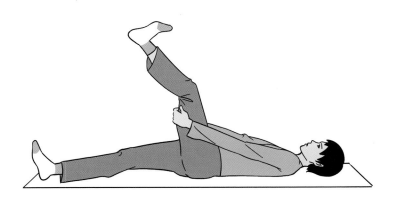

俯卧位屈膝，牵拉股神经活动。

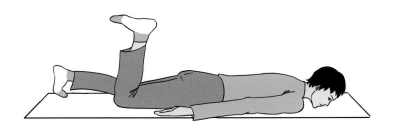

3.中立稳定性训练（术后6~10周）

此阶段的主要目标是增强患者对负荷体位（坐位、站立和行走）的耐受力，延长症状外周化的间歇期或降低疼痛，改善引起症状的肌力失衡状况，恢复腰椎活动范围。

（1）非辅助性脊柱稳定性训练：手膝支撑摇摆，脊柱保持中立，活动髋部。

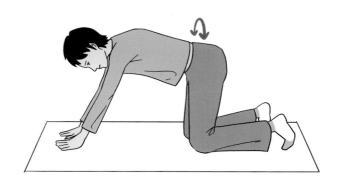

（2）侧卧位髋外展：侧卧位，接近床面一侧伸肘屈膝，保持腹部肌紧张，另一侧下肢伸直抬高；双侧交替进行训练，锻炼臀中肌。

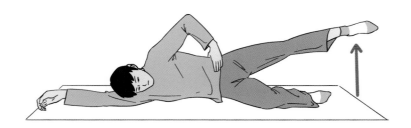

（3）坐位伸膝运动：坐位，保持腰椎伸展和腹部肌紧张，踝关节处于背伸状态，逐渐抬起一侧下肢，缓慢伸直膝关节；双侧交替进行训练。

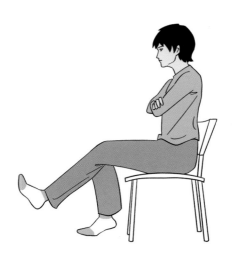

4.动态稳定训练（术后10~14周）

此阶段的目标是确保患者在最小动作修正下进行自理，增加活动耐力，逐渐恢复到以前的功能水平。

（1）双桥练习：仰卧位，双腿屈曲，双脚平放床上，用力蹬起，使臀部离开床面，尽量挺直身体并保持平衡，不可挺肚、塌腰。此训练主要练习腰背和腹肌肌力。

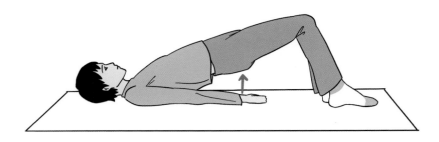

（2）"飞燕式"练习：俯卧床上，手背后，双腿并拢，腰部用力，使头及腿同时抬离床面，于最用力位置保持一定时间。可在腹部垫一软垫（或枕头）以减少腰椎压力。此练习主要锻炼腰背肌肌力。

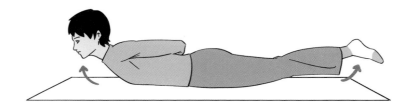

（3）靠墙静蹲：上体正直，靠墙站立，双足与肩同宽，足尖及膝关节正向前方，左右腿均匀分配体重，缓慢下蹲至无痛角度，调整脚离墙的距离，使膝一直垂直于足尖，下蹲角度（身体与墙之间形成的角度）小于或等于90°，即下蹲角度小时距离墙

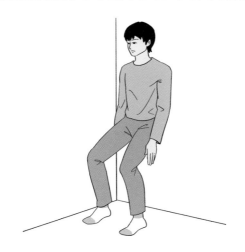

近，下蹲角度大时距离墙远。此练习主要加强大腿前侧肌群肌力，锻炼股四头肌，提高膝关节控制能力及稳定性。

（4）坐位转体练习：坐位，上体正直，双手在胸前握住一橡皮筋，抗皮筋阻力向一侧转体拉伸皮筋。注意必须是使用腰部力量，而不能用手臂力量牵拉皮筋，双上肢只起固定皮筋的作用，不参与旋转的动作。双侧交替进行。此训练主要练习腰椎旋转肌群的肌力，同时强化腰椎在运动过程中的控制能力。

（5）抗阻侧屈：站立位，手握哑铃，手臂自然下垂放于体侧，先缓慢有控制地侧弯向握哑铃一侧，再缓慢用力，使上身恢复至正直的中立位。左右两侧均应练习。此练习主要强化腰部侧屈的肌肉力量，同时强化腰椎在运动过程中的控制能力。

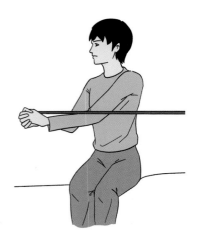

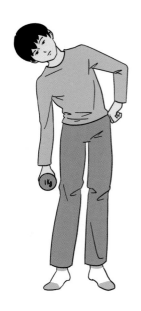

提醒：所有训练动作以本体感觉为主，练习到极点位置时有一定的停留时间（一般建议5~10秒），如有疼痛等不适感即停。

三、腰椎间盘突出的预防和日常保健

腰椎间盘突出症是在退行性病变的基础上积累伤所致，积累伤又会加重椎间盘的退变，因此预防的重点在于减少积累伤。

（1）平时要有良好的坐姿。

（2）睡的床不宜太软。

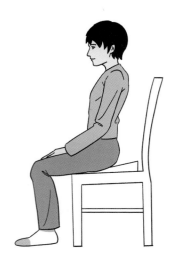

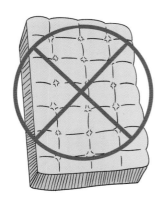

（3）长期伏案工作者需要注意桌、椅高度，定期改变姿势。

（4）职业工作中需要常弯腰动作者，应定时做伸腰、挺胸活动，并使用宽的腰带。

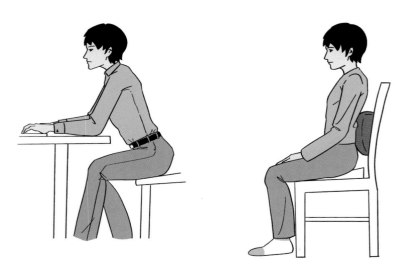

（5）应加强腰背肌训练，增加脊柱的内在稳定性，长期使用腰围者，尤其需要注意腰背肌的锻炼，以防止失用性肌肉萎缩带来不良后果。

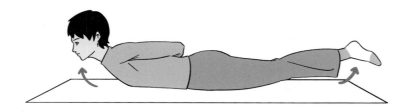

（6）如需弯腰取物，最好采用屈髋、屈膝下蹲的方式，减少对腰椎间盘后方的压力。

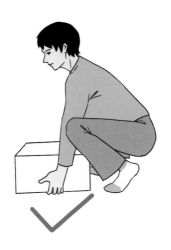

总之，注意生活习惯，避免重体力劳动和不良姿势可以有效避免复发，另外加强功能锻炼，用强有力的腰背肌、腹肌维持腰椎的稳定性，使腰椎保持良好的平衡稳定，受到外源性损伤时可有效保护腰椎。增加腰椎对外源性损伤的抵抗能力，可有效防止复发。

 四、椎体压缩性骨折术后的康复措施

药物疗法和骨水泥成形术是椎体压缩性骨折患者控制疼痛的主要治疗方法。然而，它们不能直接解决骨折患者尤其是老年患者体能和功能障碍的问题。椎体压缩性骨折的综合物理治疗包括矫正手法治疗和各种治疗性训练。个体化治疗方案可根据患者的体能和损伤程度及耐受性来决定训练的内容与强度，以避免新的损伤。制订治疗方案时要考虑患者之前的功能水平、退化后的功能水平、后凸程度、损伤程度和骨质疏松的严重程度。

（一）早期阶段

1. 姿势矫正贴扎

此方法的目的在于通过后缩肩胛骨和调整胸椎姿势促进胸椎伸展。

（1）进行皮肤保护处理。

（2）指导患者将头向天花板方向伸展并通过双臂下沉轻柔地向下压肩胛骨，在使用贴布贴扎时保持该姿势。

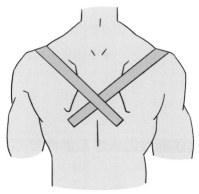

椎体压缩性骨折后保持胸椎
伸展的贴扎

（3）应用软性低敏感度胶带，加强对皮肤的保护。

（4）将硬性治疗带从肩锁关节前方向上提拉，将斜方肌上部肌肉拉向第六胸椎（T_6）的脊椎棘突方向，对角线交叉放置。

2.矫形器

在骨折后急性期至6个月的时间内佩戴矫形器，可通过稳定脊柱和促进早期活动来减轻疼痛。对于胸部或高节段腰椎骨折，可使用仅限制屈曲的传统矢状的三点矫形器或限制前屈和侧弯的胸腰椎矫形器。严重的椎体压缩性骨折需要定制胸腰矫形器限制脊柱向各个方向运动，并且需要禁止所有的训练计划。然而传统的矫形器由于硬度和重量导致使用上一直存在问题，新研制的矫形器更轻、更容易穿戴，并能发挥其应有的预期功能。

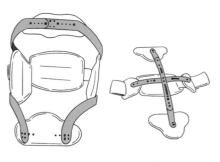

传统矢状的三点矫形
器和胸椎前十字支具

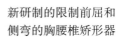

新研制的限制前屈和
侧弯的胸腰椎矫形器

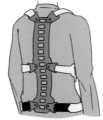
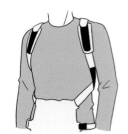

3.软组织按摩

治疗师需要在治疗过程中进行软组织的按摩和被动活动。

（二）亚急性期

椎体压缩性骨折后的剧烈疼痛常在几周内改善，目前临床没有统一的标准规定肌力训练的开始时间，通常是急性静息痛得到控制就可以开始。椎体压缩性骨折的运动治疗有2个目的：一是加强脊柱轴向肌群（尤其是脊柱伸肌）肌力来提高脊柱稳定性；二是增强本体感觉，提高姿势控制和运动能力，从而降低未来发生骨折和跌倒的风险。

1.坐位训练

端坐在椅子上收紧下颌，肩胛骨后缩，腹横肌收缩。

（1）坐位肘部后移训练：肘部后伸，使双手置于头部后侧，通过肩胛骨向内侧收缩带动肘部向后运动。每次保持5秒，重复5次。

（2）坐位躯干运动：双手放在肩上，向左、右两侧旋转躯干，并向同侧弯曲躯干。每个方向重复5次。

（3）坐位肩胛骨后缩（使用或不使用阻力带）：双手握住阻力带，屈肘90°，将阻力带向两侧拉动，促使肩胛骨向内侧收缩。每次8~10组，重复2次。

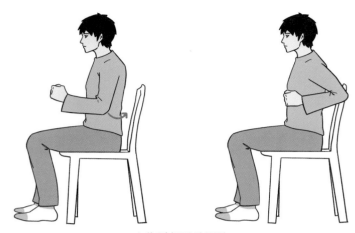

坐位肘部后移训练

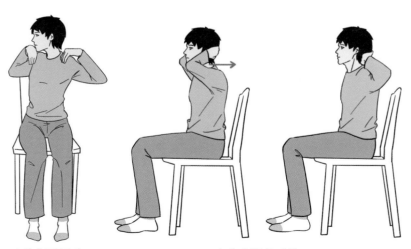

坐位躯干运动　　　　坐位肩胛骨后缩

2.仰卧位训练

（1）仰卧位腹横肌收缩：仰卧位屈膝30°，指尖可放在下腹部，同时收缩腹横肌和盆底肌。在不弯曲背部的情况下将头抬离地面。保持5~10秒，重复8~10次。

（2）仰卧位桥式运动：仰卧位屈膝90°，双脚和手臂平放在床面，通过双脚、双臂向床面发力推动背部和骨盆抬离床面。保持5~10秒，重复5次。

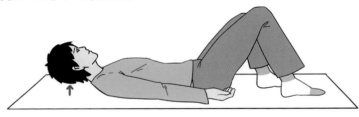

仰卧位腹横肌收缩

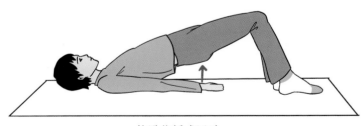

仰卧位桥式运动

3. 俯卧位训练

（1）渐进性抗阻背伸训练：俯卧位，下腹部垫2个标准高度的枕头（脊柱大约弯曲30°），中立位伸展背部。抗阻训练方式同上，在背部放一个重量为背伸肌最大肌力的30%的负重沙袋，负重沙袋的重量随着背伸肌肌力的增加而增加。保持5秒，休息5秒，重复10次。

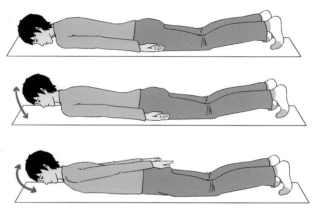

渐进性抗阻背伸训练

（2）四点跪位单臂举训练：四点跪位，双手位于肩下，双膝 位于髋部下方，稳定后，抬起一只手向前平伸，变成三点跪位。四肢4个支撑点，每个支撑点训练8~10次。强化训练为两点跪位，即同时抬起一侧手和对侧腿。

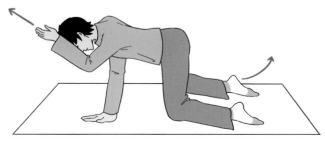

四点跪位单臂举训练（三点跪位）

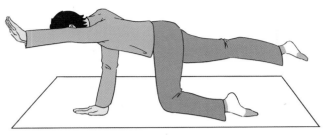

四点跪位单臂举训练（两点跪位）

4.平衡训练

（1）坐-站训练：坐在椅子前部，重心由后方转移到双足间，腿部发力慢慢站起，可扶椅子扶手等。站直后，膝关节在椅座前方，躯干前倾，屈膝，重心向后，恢复到坐位。重复10次。

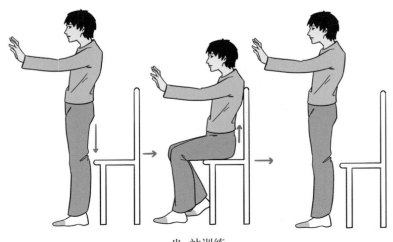

坐-站训练

（2）单腿支撑训练：手扶椅背稳定身体，然后一侧下肢高抬，双侧交替进行。保持10秒，重复10次。强化训练时没有辅助支撑点，睁眼单腿站立。

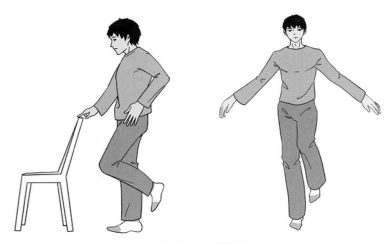

两种单腿支撑训练

 五、椎体压缩性骨折手术康复的治疗目标

（1）减轻疼痛和促进早期活动。

（2）促进受伤的软组织恢复。

（3）缓解肌肉痉挛。

（4）恢复正常的关节活动度（ROM），减轻驼背，恢复脊柱和下肢本体感觉。

（5）增强肌力、改善平衡和提升有氧运动能力。

（6）使患者养成健康的生活方式和熟知跌倒的危险因素，预防复发。

（7）恢复患者的日常生活能力和活动能力。

 六、椎体压缩性骨折术后康复注意事项

1.一般注意事项

伴骨质疏松的椎体压缩性骨折常发生于老年人。老年患者常出现运动、感觉和认知功能障碍等多种问题。因此，初步评估不仅包括目前患者的运动控制、平衡和感觉等个体功能水平，也要评估训练的积极性、支持系统及家庭训练环境、环境条件等因素。物理治疗方案是专家通过患者的初步评估结果而设定的，对老年患者应谨慎设定方案而避免其活动过度。无论如何，安全的外界环境、适当的安全防护和监管、严密的监控和随访是至关重要的。

2.特殊注意事项

椎体压缩性骨折后训练需关注的主要问题是再次骨折的发生。有报道显示，椎体成形术后增加有氧运动并没有增加再次骨折的风险。然而，椎体成形术后的骨质疏松症患者需要根据专业建议选择最佳的药物治疗，同时中等运动强度以上的训练应格外谨慎。高强度的脊柱屈曲活动会增加椎体压缩性骨折的风险，运动训练方案应避免过度的屈曲训练，以伸展训练为主，这对椎体压缩性骨折后躯体损伤和功能障碍的恢复及生活质量的提高有积极作用。

第 二 节
四肢骨折外科手术的康复要点

 一、四肢骨折手术的预康复措施

1.患者教育、沟通

讲明康复的意义、方法及可能的并发症。

2.肌肉力量的锻炼

通常情况下患肢行等长收缩锻炼；其他肢体行等长及等张收缩锻炼。

3.关节运动范围的锻炼

健康关节的运动通常应远离骨折部位的关节，争取达到正常的运动范围；对骨折相邻部位的关节，由于没有可靠的固定，在不影响骨折稳定性及增加骨折端副损伤的前提下，可以适当进行主、被动功能锻炼。

如患者为胫骨近端骨折，需早期进行踝关节的有效功能锻炼，避免因为未进行踝关节的功能锻炼而引起踝关节功能障碍。

如患者为胫腓骨干骨折，虽未手术固定，但可以通过髋、膝关节渐进式被动运动法来部分恢复髋、膝关节的运动范围。

二、疼痛控制在康复过程中的作用

疼痛可以导致患者心情烦躁、焦虑、恐惧、失眠等，亦可导致活动受限、肌肉萎缩、关节功能障碍等。因此，通常在康复过程中，做到无痛最好，轻微的患者可以耐受的疼痛亦可，切不可以有剧烈疼痛。

止痛药物的使用：首次康复训练时先不要服用止痛药，要通过沟通及语言安慰解除患者的抵触情绪，再施以轻柔的手法，观察患者的疼痛域值及痛点。如果患者痛域较高，则使用止痛药的可能性较低；如果患者痛域较低，则使用止痛药的可能性较大；如果患者有明确的痛点，可以通过手法按摩或理疗解决疼痛，在不间断沟通的情况下，再进行康复训练。

如果以上措施均无效，则可能需要在康复训练前20分钟使用止痛药物，必要时可能需要留置镇痛泵或硬膜外导管进行持续镇痛。

三、常用的康复治疗方法及措施

（一）常用的康复治疗方法

1.被动运动

被动运动是靠自身以外的力量进行运动，主要依靠他人或健侧肢体带动。适应证：适用于体弱无力、暂不能做主动运动的患者。在固定部位的远端关节做被动运动以防止关节挛缩和肌腱粘连，但运动要轻柔，以免影响骨折的复位和固定。

被动运动的方法如下。

（1）关节被动活动：骨折固定初期，少数患者因惧怕疼痛而不敢做主动运动，宜在医护人员帮助下进行辅助性活动，促使患者更好地做主动运动，但操作时要轻柔，不能使骨折再度移位和加重局部创伤。

（2）按摩：适用于骨折断端有肿胀的肢体，通过轻柔的按摩帮助肿胀消退。

被动活动力量要柔和，不要过力，防止二次损伤，以患者不痛或轻痛为度。

2.主动运动

（1）关节制动：等长收缩锻炼，即静力性肌肉收缩，在关节不活动的情况下整个肢体的肌肉紧张用力然后放松。

（2）关节可以活动：等张收缩锻炼，即动力性肌肉收缩。

（二）常用的康复治疗措施

1.关节松动术

关节松动术可有效恢复所失去的关节内动作而不对关节软骨造成创伤或压迫骨折部位。此方法开始于温和的牵拉，在可以预见关节反应后逐渐增加强度。

2.牵拉肌肉

在固定期后，使用固定-放松与主动-收缩技术对肌肉进行牵拉康复，牵拉的强度可以视病患的耐受度而定。在影像学证实骨折愈合之前，不应使用超出骨折部位承受能力的阻力或牵引力，避免在骨折部位形成弯曲力，从而再次造成损伤。目前，因为各种内固定物的应用，在一些情况下，患肢可在早期进行骨折部位附近肌肉的牵拉运动。

3.功能性活动

患者可以谨慎地恢复正常活动。在固定后初期，不伤害无力肌肉、软骨、骨骼及结缔组织是很重要的。

下肢骨折后，必须让下肢持续部分承重达几个星期，直至骨折部位完全愈合，方可完全承重。

4.肌力和肌耐力训练

固定术后2～3周，由于骨或软骨都不能容忍过度的压缩或弯曲力量，所以以强度较小的等长运动开始。

随着关节内动作和关节活动范围（ROM）的改善，可进展到在适当范围做轻微的阻力运动。阻力应施于骨折近端处，直至骨性愈合。

5.瘢痕组织松动术

如果有运动限制性的瘢痕组织，医护人员可使用徒手技术以松动瘢痕。技术的选择，视涉及的组织而定。

 ## 四、四肢术后分期、分阶段康复

1.第一阶段 炎症消退期（2~3周）

功能锻炼的目的是促进血液循环，使肿胀早日消退，防止肌肉萎缩和关节粘连。主要形式是使患处肌肉作舒缩活动。

上肢骨折：可做握拳、提肩活动，握拳时使整个上肢肌肉用力，而后放松。

下肢骨折：可做股四头肌收缩动作，使整个下肢肌肉用力后再放松，但不一定使膝关节屈曲。

踝关节骨折：可做一些足趾背屈动作。

2.第二阶段 骨痂形成期（3~4周）

锻炼的形式：逐步活动骨折附近的关节。

上肢骨折：除作握拳外，还可做一些主动性的关节伸屈活动。整个上肢的伸屈、外展、内收，先由简单动作开始，逐渐增加。

下肢骨折：可进行抬腿和髋关节伸屈活动，并可上下肢结合，进行攀扶站立，逐步开始轻度负重活动。

3.第三阶段 骨痂成熟期（5~6周）

此时期患处软组织已恢复正常，肌肉有力，已有足够的骨痂，一般接近临床愈合。

除不利于骨折愈合的某一方面的关节活动仍需限制外，其他的活动都可以进行，活动的次数及范围可扩大。

4.第四阶段 临床愈合期（7~10周）

此期患者的骨折已达临床愈合，功能锻炼的主要形式是加强患肢关节的主动运动，使各关节迅速恢复正常活动。

上肢骨折患者可做一些力所能及的轻工作。

下肢骨折患者可做上下坡、上下楼活动，在拐杖或手杖保护下，做一些负重的活动。

五、四肢术后分部位康复

（一）上肢骨折术后康复功能锻炼

1.锁骨骨折术后功能锻炼

（1）早期（2周内）握拳、伸指、分指、腕屈伸、前臂内外旋等主动练习，幅度尽量大，逐渐增加用力程度。

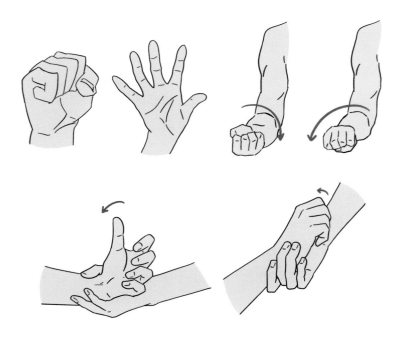

（2）中期（2~4周）可增加捏小球，抗阻腕屈伸运动及被动或助力的肩外展、旋转运动等。

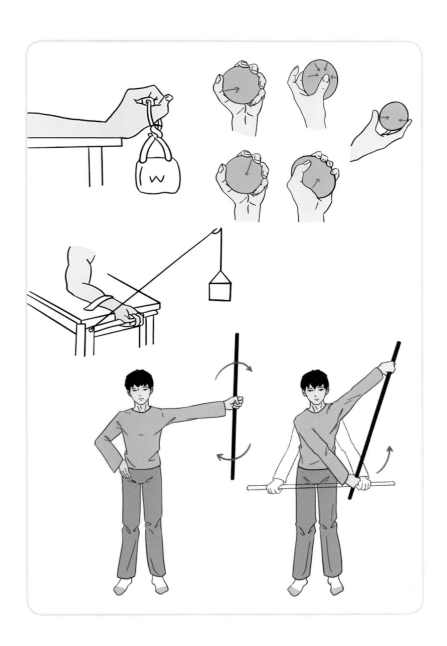

（3）后期（4周后）可增加抗阻的肘屈伸于前臂内外旋转；仰卧位，头与双肘支撑做挺胸练习。

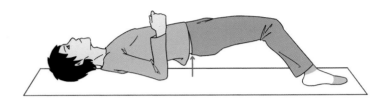

（4）骨折愈合解除外固定后，应全面练习肩关节活动：坐位上肢向患侧屈，做肩前后的摆动。

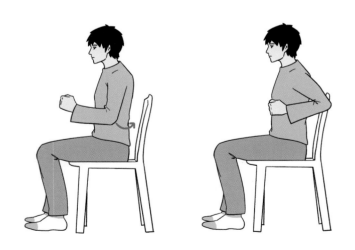

患肢上举爬肩梯，抗阻牵拉肩、肘屈伸练习。

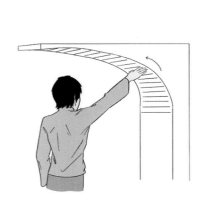

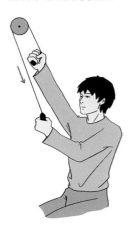

2.肱骨干骨折术后功能锻炼

（1）固定后即可做伸屈指、掌、腕关节活动，患肢做主动肌肉收缩活动。

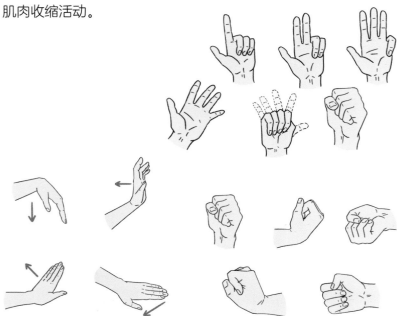

（2）肩、肘关节的活动：伤后2~4周除继续做以上训练外，应逐渐做肩、肘关节活动，其方法是用健手托住患肢腕部，做肩、肘前屈和后伸，然后屈曲肘关节，同时上臂后伸。

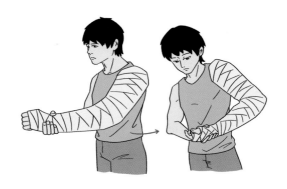

（3）旋转肩关节：患者身体向患侧倾斜，肘关节屈曲90°以上，健手握住患侧手腕部，做肩关节旋转动作，即划圆圈动作。

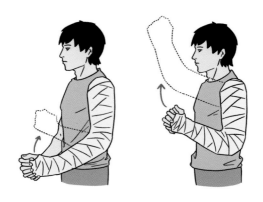

（4）外展、外旋运动：上臂外展、外旋，用手摸自己的头后部。

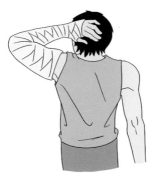

（5）双臂轮转：患肢屈肘，前臂置于胸前，掌心向后、向上；健侧上肢伸直，外展于体侧，掌心向下。患肢向外上方经外下方再向内划弧圈，回至原处；同时健侧上肢向下经内上方向外划弧圈，回至原处。如此循环往复。此法可使肩、肘、腰、腿、颈部均可得到锻炼。以上锻炼方法每次15分钟，每天 3~4次。

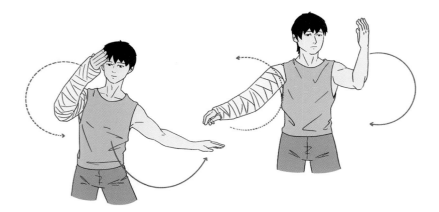

功能锻炼时要坚持锻炼，活动幅度和力量要循序渐进。在内固定或外固定期间禁做肩关节前屈、内收动作。

3.尺桡骨骨折术后功能锻炼

（1）固定后即可做伸屈指、掌、腕关节活动，患肢做主动肌肉收缩活动。

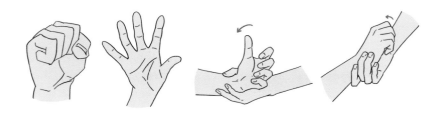

（2）肩、肘关节的活动：伤后 2~4 周肿胀消除后除继续做以上训练外，应逐渐做肩、肘关节活动，其方法是用健手托住患肢腕部，做肩、肘前屈、后伸，然后屈曲肘关节，同时上臂后伸。

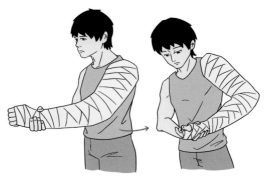

（3）骨折愈合后的锻炼：骨折愈合后，增加前臂旋转活动及用手推墙动作，使上、下骨折端产生纵轴挤压力。

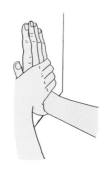 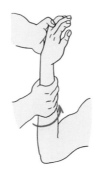 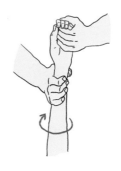

（二）下肢骨折术后康复功能锻炼

1.下肢骨折内固定术后功能锻炼

早期（1~2周）：股四头肌等长收缩→直腿抬高。

中期（2~4周）：髋与膝关节主动屈伸。

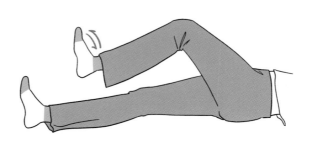

后期（1月后）：扶拐→弃拐→下蹲起立。

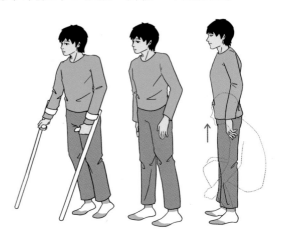

（1）股四头肌等长收缩：就是大腿前面肌肉群的绷紧练习。等长收缩，指的是肌肉在收缩时，肌肉的长度不变，不会产生关节的运动，只是肌肉内部张力增加。因为肢体和关节不用动，所以又叫做静力性收缩。这是最常用的伤病和手术后早期的肌力练习，可以保持肌肉的张力，维持或增强肌肉的力量。

下肢伸直平放在床上，大腿肌肉绷紧再放松。如果刚开始练习的时候不容易找到肌肉收缩的感觉，可以在膝关节下面垫一个

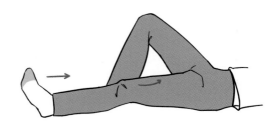

小毛巾卷，这样在收缩肌肉的同时有个伸膝向下压毛巾卷的动作趋势（注意！只是趋势，不需要真的做出伸膝的动作）。

可以把肌肉用力绷紧5~10秒，再放松算1组。因为这个练习的强度非常小，即使每天练习很多次也只能减缓肌肉萎缩的速度。还可以把股四头肌收缩绷紧之后，一直保持这种紧张状态，直到感觉疲劳为止，放松休息算1组，休息5秒之后再做，如此循环10组为1次，每天练习3~5次，或者每个小时练习1次。

要注意的是，在练习的时候不要只练手术的那条腿，而是两条腿都要练。因为康复训练中，有一种理论，叫做交叉迁移现象，是一种神经生理概念，指的是一侧肢体用力可以使对侧肢体正在同时收缩的肌肉力量增加。所以在伤病或者手术后的早期康复训练中，要双腿的股四头肌同时做等长收缩练习。

有研究表明，通过这种交叉迁移现象来练习，可以让手术这一侧腿的肌力增加30%。两条腿同时练习还可更好地促进整个下肢的循环，同时健侧的腿部力量不至于因为卧床休息而下降，在之后的下地行走和其他难度更大的练习中，能够更好地帮助支撑和稳定身体，保护伤腿。

（2）直腿抬高：直腿抬高也是股四头肌的等长收缩锻炼，膝关节尽量伸直，大腿前方的股四头肌收缩， 踝关节尽量背伸， 缓慢抬起整个下肢，使其距离床面大约15cm， 保持5秒，再以同样姿势缓慢直腿放下。

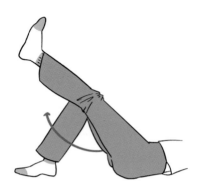

（3）踝泵运动：就是通过踝关节的运动，起到像泵一样的作用，促进下肢血液循环和淋巴回流。踝关节用力、缓慢、全范围的跖屈、背伸活动，可促进血液循环，消除肿胀，对防止出现下肢深静脉血栓有重要意义。远胜于任何药物（低分子肝素、低分子右旋糖酐等）的预防效果。

踝泵运动分为屈伸和环转两组动作。

①屈伸动作（跖屈、背伸）：躺或坐床上，下肢伸展，大腿放松，缓缓勾起脚尖，尽力使脚尖朝向自己，至最大限度时保持10秒，然后脚尖缓缓下压，至最大限度时保持10秒，然后放松，这样一组动作完成。稍作休息后可再次进行下一组动作。反复地屈伸踝关节，最好每小时练习5分钟，一天练5~8次。

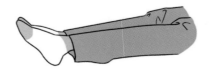
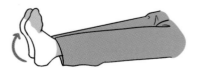

②环转动作：躺或坐床上，下肢伸展，大腿放松，以踝关节为中心，脚趾做360°绕环，尽力保持最大动作幅度。

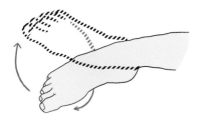

2.股骨颈骨折术后功能锻炼

（1）骨折复位固定后即可开始做趾与踝关节的主动伸屈、旋转活动练习，股四头肌等长收缩，每天3~4次，每次10组。

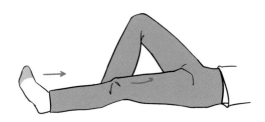

（2）术后第2周开始在保持股骨不旋转、不内收的情况下做髋与膝关节主动屈伸活动。

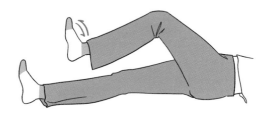

（3）3周后可主动做屈伸患肢练习，方法是坐在床边，小腿下垂，双脚踩地或脚蹬地，练习用双臂撑起上身和抬起臀部。

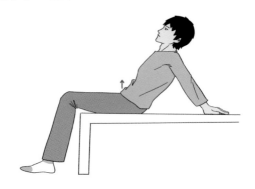

（4）在骨折恢复期，术后1个月要加强髋、膝、踝部的肌力，以恢复行走能力，加强下肢的稳定性。主要方法是进行坐位与站位转换活动练习，以锻炼髋关节；踝关节主动屈伸、旋转活动，以及下蹲起立。

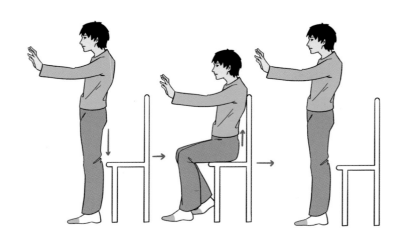

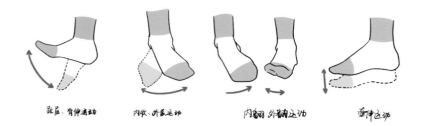

趾屈、背伸运动　　　内收、外展运动　　　内翻、外翻运动　　　屈伸运动

3.股骨干骨折术后功能锻炼

（1）骨折早期，做下肢股四头肌等长收缩、踝关节伸屈活动。

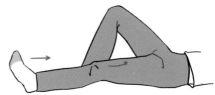

（2）4周后可以练习坐在床边进行髋、膝、踝部的主动运动（锻炼方法同股骨颈骨折）。

4.髌骨骨折术后功能锻炼

（1）术后早期疼痛稍减轻后，患者即可开始练习股四头肌等长收缩，髋、膝、踝、趾关节主动运动。

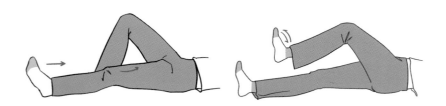

（2）固定后3~5天可做两腿直腿抬高和膝关节屈伸运动，扶拐进行患肢负重练习。

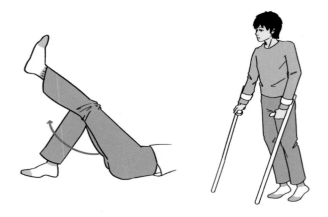

（3）石膏固定的患者，4~8周可去除石膏，此时可做髌骨倾向被动活动，做主动屈膝活动练习，6~8周可负重行走。

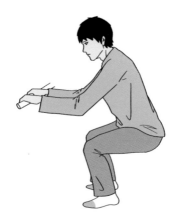

5. 胫腓骨骨折术后功能锻炼

（1）外固定后早期，疼痛减轻即刻进行股四头肌等长收缩运动，髌骨被动活动及足部跖趾关节和趾间关节活动。

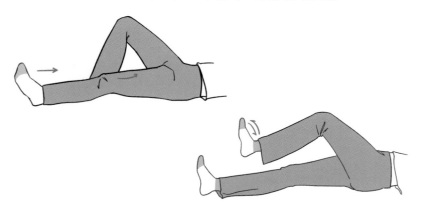

（2）外固定去除后，伤口愈合，可充分练习下肢各个关节的活动，并逐步去拐行走。

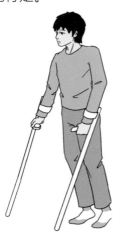

（3）增加髋、膝、踝关节活动练习，可做起立与坐下练习，健肢站立，患肢做髋屈伸、内收、外展活动，膝、踝关节屈伸活动，踝关节内外翻抗阻活动。

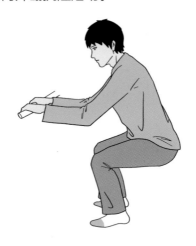

患者要坚持功能锻炼，活动幅度和力量要循序渐进。外固定早期禁止在膝关节伸直的情况下旋转大腿，以免影响骨折固定的稳定性。

六、骨折功能锻炼的注意事项

（1）功能锻炼活动以恢复患处肢体的原有生理功能为中心。上肢各种活动要以增加手的握力为重点，下肢以增强其负重、步行能力为重点。

（2）功能锻炼活动要遵照循序渐进的原则。随着骨折部位稳固程度的增加，活动范围应由小渐大，活动次数由少至多，活动强度由弱到强，但自我不能感到太疲劳，骨折处不能发生疼痛明显加重。

（3）功能锻炼是为了加速愈合，所以各种功能锻炼动作和方式均不能影响骨折固定的稳定性。

（4）骨折康复期间，患者应询问主管医生，了解自己骨折的病情、康复的目标、固定的要求、功能锻炼动作的作用、病程的发展、各阶段特点及大概愈合的日期，做到心中有数，树立信心，充分发挥个人主观能动性。

（5）在医院康复或在家庭中疗养，医患之间都要常通信息，密切配合。尤其是患者要树立打持久战思想，既不必太着急，又不能消极不练，要主动取得医务人员的科学指导。

（6）对某些严重复杂的骨折，或伴有颅脑伤、其他脏器伤等患者，往往需要长期卧床，家中陪护人员要注意给予患者被动锻炼，还要预防并发症的发生，如压疮、坠积性肺炎、尿路感染（女性多见）、大便秘结、结石症等。有条件者家中可配以多功能自动护理床及床上功能锻炼器具，达到自动、定时起坐、翻身、大小便自动清理、会阴区自动烘干和在床上能进行功能锻炼的目的。

第五章

肝胆外科手术
的康复管理

　　肝胆外科常见疾病，主要是需要通过外科手术治疗的肝胆系统疾病，常见疾病如下。

　　（1）**胆道疾病**：包括胆结石、胆囊息肉、胆囊癌、胆管癌、胆管结石，以及部分患者出现外伤、感染或者先天性异常引起的疾病，如先天性胆总管囊肿、先天性胆道闭锁，均属于肝胆外科常见疾病。

　　（2）**肝脏疾病**：肝脏良性疾病包括肝血管瘤、感染导致的肝囊肿，以及易出现潜在恶变风险的囊腺瘤、肝脏腺瘤，还包括原发性肝癌、转移性肝癌。另外，由于肝硬化导致门静脉高压症引起的消化道大出血、脾大、脾功能亢进等，以及长时间慢性肝病导致的肝功能衰竭，均属于肝胆外科常见疾病，其中肝衰竭患者需要进行肝脏移植手术。

　　（3）**胰腺疾病**：包括重症胰腺炎、胰腺良性或恶性肿瘤性疾病。

肝胆外科手术的康复要点

 一、肝胆外科手术的预康复内容

肝胆外科手术术前干预以改善营养状态、纠正肝功能、改善贫血状态、优化共病状态为重点。

（1）术前应行全面的营养风险筛查。对于营养不良患者行营养支持治疗，首选肠内营养。

（2）多种方法评估患者肝功能状态并予保肝、抗病毒治疗，调节肝功能至可以耐受手术。

（3）术前呼吸功能评估可预测手术效果及术后并发症，有助于选择手术类型和手术范围，同时可作为确定患者运动负荷量的依据。术前呼吸功能锻炼有助于改善肺功能，提高对手术的耐受性，减少术后肺部并发症及缩短术后抗生素的使用时间，加速患者术后康复，缩短住院时间。

（4）术前如果存在贫血，建议通过口服或静脉补充铁剂纠正贫血。

（5）适当进行有氧锻炼，包括慢走、主动深呼吸、锻炼吹气球，务必严格戒烟、戒酒。

二、肝胆外科术后疼痛管理

腹腔镜切口较小，疼痛通常不剧烈；开腹手术切口较大，往往需要术后使用镇痛泵或其他止痛方法来减少疼痛的刺激，镇痛泵会通过静脉或硬膜外导管连接，允许患者自行使用止痛药物，适当使用止痛药物可以缓解行走、咳嗽和深呼吸时的疼痛，不必担心止痛药物的副作用或成瘾的危险，现阶段使用的止痛药物很安全。如果疼痛难以忍受可寻求医生帮助。

 ## 三、肝胆外科术后引流管的管理

（一）腹腔引流管

根据病情需要，腹壁会留置1~2根腹腔引流管。观察腹腔引流管的液体颜色有助于判断病情。如果腹腔引流液异常，应及时就医，在医生的指导下找出原因，并给予有针对性的治疗方案。怎么观察腹腔引流管是否正常呢？下面给大家总结了临床上常见的腹腔引流液的颜色、状态及代表的情况。

（1）淡黄色透明液体：为腹腔正常的渗出液，提示腹腔吸收良好，如量不多，可拔除腹腔引流管，待液体自行吸收。若每天引流量有几百mL，此时不能拔管，需纠正低蛋白等原因后拔除。

（2）鲜红色引流液：如果腹腔引流管出现大量鲜红色液体

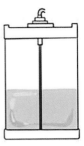
淡黄色透明液体

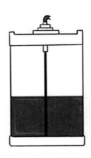
鲜红色引流液

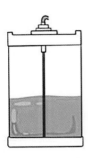
浅红色引流液

或有血块的情况，提示腹腔内存在出血，需要进一步检查、干预，甚至有二次手术的可能。

（3）浅红色引流液：如果腹腔引流管内出现少量浅红色引流液，说明伤口愈合良好，处于愈合状态，之后引流液会逐渐变淡变少。

（4）乳白色引流液：如果腹腔引流管出现乳白色引流液，考虑为腹腔淋巴管受损，淋巴液渗出引起。

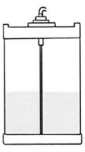
乳白色引流液

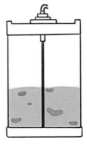
浑浊黄色引流液

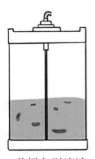
黄绿色引流液

（5）浑浊黄色引流液：如果腹腔引流液为浑浊黄色脓性液体，提示腹腔感染的可能性大，需要使用抗生素，在感染得到控制后变为淡黄色。肝腹水引流液为淡黄色液体或无色液体。

（6）黄绿色引流液：如果腹腔引流液为黄绿色，可能为胆汁，说明在腹部手术中存在胆瘘或十二指肠瘘，需要保持引流管通畅，改善营养状态并积极抗感染治疗。

（二）T管

根据病情需要，部分情况还有可能会留置T管，T管是放置在胆总管内，主要用于引流胆汁，什么是T管呢？起什么作用呢？

1.T管引流简介

T管引流是用于肝外胆道探查手术常用的引流方式。一般来说，在进行胆道肿瘤或胆道结石手术时，常常需要行胆管的纵向切开，从而取尽胆道结石，切除胆管恶性肿瘤。切开的胆管如果行一期缝合，常常会造成术后胆漏的发生，此时如果植入T管，可支撑胆管，避免胆管狭窄，同时将胆汁引流到体外，减轻胆管内的压力。术后1~2个月，待患者腹腔内的伤口完全愈合再行T管的拔除，这样不容易发生胆汁外漏，患者可取得较好的治疗效果。

2.T管引流的作用

（1）胆总管切口处置入T管，可起支撑作用，防止术后胆总管狭窄。

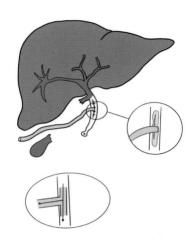

（2）胆总管探查患者一般有胆道感染，Oddi括约肌充血、水肿，胆道远端欠通畅，通过置入T管，能使含有残余结石及感染的胆汁得以顺利引出体外，缓解胆道梗阻，消除患者黄疸，从而减轻肝脏损害，同时使Oddi括约肌得以充分的休息，利于炎症、水肿的消退。另外，必要时还可通过T管进行胆道冲洗及注入造影剂检查有无残余结石。

（3）如果发现胆道残留结石，那么可以通过T管形成的窦道置入胆道镜进行取石，避免了再次手术的痛苦。所以，大多数胆总管切开取石术后患者需要带着T管出院，肚子上的管子一般要留置4~6周，这可能会对患者的生活工作造成一定的影响。少数患者如果胆总管非常扩张，结石完全取净，或者医生手术技巧高超，可考虑不留置T管。

3.T管的护理和观察注意事项

（1）注意妥善固定管道，咳嗽时用手按压导管，翻身时注意避免管道受压和滑脱，保持引流管通畅，避免扭曲。

（2）注意观察、记录引流出的胆汁的色泽和量，正常胆汁为金黄色或黄绿色，引流量为每天500~1 000 mL。

（3）不要一直夹管，每周开放1小时以上，冲刷管道，防止感染，应每周更换1~3次引流袋，并做好导管的消毒。

（4）要注意观察和保护穿刺处的皮肤，可用碘伏消毒穿刺点周围皮肤，保持皮肤干燥、清洁，若发现穿刺点附近有胆汁浸蚀或渗液，要及时就医。

4.T管的拔除时间

（1）患者无发热、腹痛、黄疸。

（2）T管留置时间大于2周（使T管与周围组织产生充分粘连，形成窦道，避免拔管后胆汁漏入腹腔。由于目前引流管品质较之前改善，刺激周围组织形成窦道的能力减弱，故国内一般术后1月左右拔除T管，如果是腹腔镜手术，则需适当延长拔管时间），引流出的胆汁澄清，无泥沙样结石及异物。

（3）T管造影胆道内无残留结石及异物，通畅无阻。

5.T管拔管后的常见注意事项

（1）注意切口：拔管后有的切口需塞凡士林进行相应的阻塞，让胆汁不再从引流管口漏出，然后进行换药。所以第一个注意事项就是切口的换药及管口的愈合。一般愈合良好，1~2天以后可以拔出相应填塞的凡士林纱布并及时换药，切口就能愈合。如果没有愈合，胆汁仍然外漏，这种情况下需要注意看是否由相关的异常因素所导致。

（2）注意饮食：拔管后的几天忌高脂肪、高胆固醇饮食，因为高脂肪、高胆固醇饮食会促进胆汁大量分泌，胆压会升高，容易导致胆汁出现外漏的情况，所以拔管后尽量以清淡饮食为主。

（3）注意全身感染情况：有些患者在拔管后可能出现畏冷、寒战、高热、胆道感染、腹痛等异常症状，如果出现这些异常症状，要立即再入院做进一步检查来明确其中的原因。

（三）胃管

部分肝胆外科手术患者需要留置胃管，留置胃管是将胃管经鼻腔插入胃内。

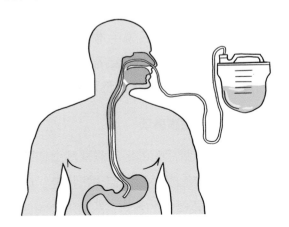

1.留置胃管的作用

（1）胃肠减压：利用负压吸引的原理，将胃肠道内聚集的气体、液体等通过胃管排出，以达到降低胃肠道内压力的目的，减少对手术操作的影响。

（2）营养支持和给药：留置胃管可以进行鼻饲，给予患者营养支持和药物治疗。

（3）防止误吸：在进行全麻手术时，留置胃管可以防止麻醉导致的呕吐、误吸等情况，增加手术的安全性。

2.留置胃管的注意事项

留置胃管后，需要妥善护理，防止胃管脱出。如果出现鼻子痒等情况，可以使用棉球或者棉签湿润鼻孔。此外，留置胃管鼻饲时，应注意每次不能注入太多或者太快，避免引起患者不适，出现食物反流的情况。

3.胃管引流液的颜色观察

胃肠减压引流液的颜色有清亮透明、黄绿色、咖啡色、暗红色等，主要取决于胃内容物的性质。

（1）清亮透明：是正常胃液的颜色，主要是胃液的成分。

（2）黄绿色：可能有胆汁反流，可见于肠梗阻的患者。

（3）咖啡色：可能是陈旧性胃十二指肠出血，血液氧化后呈咖啡色，可见于胃十二指肠溃疡的患者。

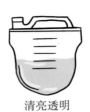 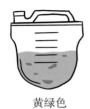 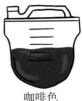

清亮透明　　　　黄绿色　　　　咖啡色　　　　暗红色

（4）暗红色：出血量快且多，以静脉血为主，可见于食管—胃底静脉曲张破裂出血。

目前在加速康复理念的影响下，并不是所有的腹部手术都需要安置胃管，这样可以减少患者的不适，利于患者早期下床活动，促进肠功能的恢复。

 四、适度运动

手术后建议患者尽早下地活动，如果是微创手术，术后6小时小时就可以下地活动，即使是开腹手术，大多数人也可以在手术后第二天下地和坐起。适度运动可以改善血液循环，预防血栓形成，促进胃肠道功能恢复，长期平卧反而不利于术后的康复。

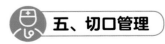 **五、切口管理**

微创手术切口小，只需要很小的敷料甚至是创可贴就可以覆盖，较大的伤口也有相应的敷料或纱布，通常每隔2~3天就需要

更换敷料，如果伤口疼痛突然加剧，或者有异常出血和渗液，请及时告知医护人员进行处理。

 ## 六、呼吸道管理及呼吸功能锻炼

肝脏手术后发生肺部相关并发症的概率不低，建议患者主动进行咳嗽和深呼吸的锻炼，同时使用雾化吸入装置，湿化气道，预防肺不张、胸腔积液和肺部感染的发生。

七、进食

如果是肝囊肿这样的微创手术在术后6小时即可进食，复杂的肝脏手术通常在拔除胃管后可开始经口进食，最初可从饮水开始，然后逐渐改为流食、半流食，直至普通饮食。如果有明显腹胀和恶心呕吐则需推迟进食，少数患者会出现明显的胃肠功能障碍而短期内无法进食，甚至有可能重新留置胃管。

八、体温

如果手术后只是有轻微发热（体温在37~38℃），这种属于正常术后恢复过程，通常在3~5天内缓解。如果发热时间超过1周，且体温超过38.5℃，就需要进一步检查排除腹腔感染、肺部感染等导致的发热，医生也会根据病情和细菌培养结果来更换相应的抗生素治疗。

九、出院注意事项

当恢复正常饮食，肠道功能正常，没有合并症出现，以及无明显不适时即可考虑出院，出院前医生会给出院建议，开出院后需要服用的药物，护士会和患者或家属核对药物，出院时间一般为术后2周左右。

（1）术后最常出现的不适症状是食欲下降、腹胀、易饱感，这种情况会随着时间而不断改善，请少食多餐，不要担心体重恢复得慢，最重要的是保证每天的营养均衡，要摄取足够热量来预防体重进一步下降。

（2）应戒烟、酒、咖啡、浓茶、碳酸性饮品、酸辣等刺激性食物，细嚼慢咽，吃清淡易消化的食物，忌饱食、硬食，脂肪摄入量要加以限制，尤其是一次不能吃太多动物脂肪，忌过冷食物，餐后不宜过量运动。

（3）另外常见的不适症状是术后容易疲劳，部分是手术原因，部分是因为术前体重下降，可通过逐渐增加活动强度来帮助改善疲劳。

（4）患者在家休养期间，仍会感到伤口疼痛，如果需要可服用止痛药物，但止痛药物的副作用之一是便秘，应多饮水和进食粗纤维食物预防。

（5）体育锻炼可帮助恢复体力和改善症状，步行是最佳的方法，在进行其他更剧烈的运动之前请咨询医生，不要过度锻炼，要有规律的生活，保证充足的休息和睡眠。

（6）术后前6周，不适合提超过5 kg的重物，术后1个月可以开车，但服用止痛药物后不建议开车。

胰腺外科手术的康复要点

 一、胰腺外科手术的预康复措施

胰腺外科手术术前干预以功能锻炼、改善营养状态和延缓焦虑为重点。

（1）营养预康复：营养不良者，给予营养支持，营养支持的方式依次为营养咨询、口服营养制剂、肠内营养和肠外营养。患者仅通过饮食不能满足能量需求时，采用口服营养制剂补充。同时，三餐后和运动后1小时内口服乳清蛋白粉，以最大限度地提高肌肉蛋白的合成。当全肠内营养不能满足机体60%的能量需求时，应在临床专科医生和营养科医生的指导下于医疗机构内实施肠内营养+补充性肠外营养或全肠外营养，术前营养支持时间不少于7天。

（2）运动预康复：在运动康复师的门诊指导下进行，包括呼吸训练、有氧运动训练和抗阻力量训练。呼吸训练包括腹式缩唇呼吸、呼吸训练器和有效咳嗽训练。

（3）心理预康复：心理干预。首先是认知干预：了解患者的内心想法，及时纠正患者对疾病和预康复措施的负性认知，做好相关知识的健康教育；其次是放松训练：选择舒缓、优美的背景音乐，引导患者想象美好的大自然和日常生活中美好的生活情景，从头至脚逐步放松各个肌肉群；最后是情感支持：鼓励患者家属和患者一起参与预康复培训，强化家庭—社会支持系统，住院后加强病友之间的交流，分享应对疾病的策略和经验。

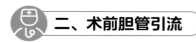

二、术前胆管引流

拟行胰十二指肠切除术（PD）的患者常合并胆管梗阻，如合并发热及胆管炎等感染表现，建议术前行胆管引流以控制感染，提高围手术期安全性。胆管引流的方式可选择内镜下经十二指肠乳头支架置入或经皮肝穿刺胆道引流术（PTCD）。如胰头癌患者拟行新辅助治疗，合并黄疸者治疗前应行胆管引流以缓解黄疸，以支架内引流更有益于患者消化功能的改善。

三、胰腺外科围手术期疼痛管理

PD术后疼痛属于急性重度疼痛，应遵循多模式镇痛的原则，即联合应用不同的镇痛方法和不同作用机制的镇痛药物，以获得完善的镇痛效果，并降低不良反应。应用阿片类和/或

NSAIDs药物联合椎管内麻醉或周围神经阻滞或切口浸润是此类患者术后镇痛的有效方法。

全身应用阿片类药物是治疗重度疼痛的传统方法，也是衡量其他镇痛方法疗效的标准。宜采用患者自控镇痛（PCA）模式，但存在过度镇静和呼吸抑制的风险。NSAIDs药物通过降低外周和中枢的前列腺素水平而产生镇痛作用，在术后疼痛治疗中有重要地位。

 四、胰腺外科引流管管理

（一）腹腔引流管

鉴于PD术后较高的腹部并发症发生率，目前指南或共识性文献均建议PD术后常规留置腹腔引流管。根据引流物性状、流量及淀粉酶浓度决定拔管时间。其引流液的淀粉酶浓度对早期拔管具有指导性的意义，如术后第1天腹腔引流液淀粉酶浓度<1 400 IU/L，术后第2天<768 IU/L，则可拔除引流管，其对术后胰瘘的阴性预测值为97%～99%。具体由医务人员来综合考虑评估拔管时机。

（二）胃管

目前大量研究发现，腹部手术后常规留置鼻胃管的患者肺部并发症显著增加，肠功能恢复延迟，建议在患者麻醉苏醒前拔除鼻胃管。PD术后无须留置鼻胃管，麻醉结束前即可拔除，以利于早期进食。PD术后10%～25%的患者发生胃排空延迟，发生该并发症时应置入鼻胃管。

 ## 五、术后饮食管理与营养支持治疗

大部分胰腺手术都会不同程度地破坏胰腺产生和分泌消化液的功能，这些消化液成分中最重要的是胰脂肪酶、胰淀粉酶和胰蛋白酶，因此患者术后常出现脂质吸收障碍，表现为腹胀、腹泻、便秘等，术后需要长期服用胰酶肠溶胶囊辅助消化。

大部分胰腺术后，早期经口进食是安全的，术后患者饮食一般需要经历"禁食—流质—半流—普食"等四个阶段，对于不同的手术方式，每个阶段经历的时间会有所不同，而且一旦在某一阶段发生较严重的并发症（如胰瘘或淋巴瘘等），可能会再次让患者改为禁食或流质饮食，待好转后再慢慢恢复正常饮食。

一般来说，在患者术后的前3天，医生会经常询问患者是否排气排便，排气排便意味着胃肠道功能恢复良好，可以由禁食改为流质饮食，可以喝水或粥水，然而从流质饮食过渡到半流质饮食甚至到普通饮食因人而异，大部分患者可能需要1~2周，少部分患者甚至会维持几个月的流质饮食。当患者需要维持较长时间的流质饮食时，医生可能会给患者留置鼻肠营养管，管饲肠内营养液直至患者可以经口饮食。当肠内营养不能满足患者康复的营养需求时（<60%需求热量），需要补充肠外营养。长期禁食可损害肠屏障功能，导致肠道相关淋巴组织的萎缩，因此全肠外营养一般适用于有严重并发症、不适于经口进食或无法耐受肠内营养的患者。

当患者开始半流质饮食甚至普通饮食后，食物的可选择性增多，但为了减少患者的不适，一定要按照"少量多餐，少脂多蛋白"的原则选择食物，否则在这一阶段极易出现腹泻、腹胀等消化不良的状况。如果仍然出现腹泻，可以增加胰酶肠溶胶囊的服用剂量，并联用益生菌调理肠道菌群；如果出现便秘，可以服用适量乳果糖对症处理；严重的腹胀、恶心、呕吐，可能需要就医，给予胃肠减压、禁食、静脉营养支持治疗。

对于饮食的选择，患者本人其实是最具有发言权的，家属或患者本人在选择食物时，要根据进食后的反应（腹泻、腹胀、恶心、呕吐等症状）及时调整饮食，或休息、适度运动后继续饮食。

第六章

胃肠外科手术的康复管理

胃肠外科的常见疾病主要有以下几个方面。

（1）胃肠道的恶性肿瘤，如胃癌、肠癌、胃神经内分泌肿瘤，以及间质瘤。

（2）各种各样的胃溃疡引起的大出血、梗阻、穿孔，肠道溃疡穿孔同样属于胃肠外科疾病。

（3）溃疡性结肠炎、克罗恩病，内科治疗效果不佳，也属于胃肠外科疾病。

（4）憩室、肠梗阻、肠扭转及胃肠道的异物。

（5）食管裂孔疝反复发作及其他良性疾病治疗效果不佳时，也属于胃肠外科疾病。

（6）减重手术、糖尿病的外科手术治疗，也属于胃肠外科的范畴。

上消化道外科手术的康复要点

上消化道手术以胃手术为例。

一、胃手术的预康复措施

（一）术前营养评估和治疗

术前应常规进行营养风险筛查与评估，对营养状况较差的患者给予合理的术前营养治疗，首选口服营养补充剂或肠内营养，必要时联合肠外营养。

营养风险筛查评估表（NRS 2002）

评分	内容
A.营养状态受损评分（取最高分）	
1分（任一项）	近3个月体重下降>5%
	近1周内进食量减少>25%
2分（任一项）	近2个月体重下降>5%
	近1周内进食量减少>50%

续表

3分（任一项）	近1个月体重下降>5%
	近1周内进食量减少>75%
	体重指数<18.5kg/m²及一般情况差
B.疾病严重程度评分（取最高分）	
1分（任一项）	一般恶性肿瘤、髋部骨折、长期血液透析、糖尿病、慢性疾病（如肝硬化、慢性阻塞性肺疾病）
2分（任一项）	血液恶性肿瘤、重症肺炎、腹部大型手术、脑卒中
评分	**内容**
3分（任一项）	重型颅脑损伤、骨髓移植、重症监护、急性生理与慢性健康评分（APACHE-Ⅱ）>10分
C.年龄评分	
1分	年龄≥70岁

注：营养风险筛查评分为A+B+C；如果患者的评分>3分，则提示患者存在营养风险。

NRS 2002评分能较客观地反映胃肠外科患者的营养风险，营养风险与患者预后密切相关，对存在营养风险的患者进行营养治疗可降低并发症，尤其是感染性并发症的发生率。

（二）术前呼吸系统管理及预康复

术前肺功能评估和肺功能训练、戒烟、戒酒等有助于减少术后并发症；运动预康复可改善心肺功能，提高对手术的耐受性。

（三）合并幽门梗阻患者的术前处理

幽门梗阻患者往往合并水电解质及酸碱平衡紊乱或营养不良，梗阻导致的胃潴留和胃壁水肿可提高术后吻合口相关并发症的发生率，并延缓胃动力恢复，影响术后快速康复。

对于胃窦或幽门部肿瘤合并梗阻的患者，建议全面评估患者的营养状况，对存在严重内环境紊乱或营养不良的患者，应及时予以纠正。首选内镜留置肠内营养管，行管饲肠内营养支持；如肠内营养达不到蛋白质和/或热量要求（＜推荐摄入量的50％），建议术前行肠外营养以改善营养状况。对于重度营养不良患者，术前可行10~14天的营养治疗，部分患者可延长至4周，有助于提高手术安全性，降低术后并发症的发生率。

二、术后疼痛及止吐管理

术后疼痛管理对患者康复及早期出院至关重要。建议尽量避免使用阿片类药物以减少恶心、呕吐、呼吸抑制和肠梗阻等不良反应。联合应用对乙酰氨基酚和非甾体抗炎药（NSAIDs）镇痛效果较好。此外，应注意对术后恶心、呕吐的防治。有研究表明，昂丹司琼联合地塞米松可显著减少术后恶心、呕吐的风险。采用多模式镇痛，联合用药也可缓解术后恶心、呕吐。

三、术后引流管的管理

（一）术后胃管的留置

胃手术中常规留置鼻胃管并不能降低吻合口瘘和肺部并发症的发生风险。相反，鼻胃管会增加患者不适，延缓术后进食时间。因此，ERAS中不推荐常规预防性使用鼻胃管，如若使用，可在术中留置。如吻合满意，则可在术后24小时内拔除；若吻合欠满意，须兼顾血液运输同时加固缝合吻合口，并在拔除鼻胃管前排除出血、吻合口瘘和胃瘫等风险。术后胃瘫和排空障碍患者需留置鼻胃管治疗。

（二）术后腹腔引流管和导尿管的管理

有全国性的调研显示，仍有68.5%的胃外科医生常规预防性留置腹腔引流管。Meta分析结果显示，不放置腹腔引流管并未增加手术相关并发症，且缩短了住院时间。因此，在确保手术质量的前提下，可不常规预防性留置腹腔引流管。

行胸段硬膜外镇痛的患者术后第1天拔除导尿管能显著降低感染率。无前列腺增生等排尿困难时，可术后1~2天拔除导尿管。

四、围手术期静脉血栓的预防

下肢深静脉血栓（DVT）是外科住院患者围手术期常见的并发症之一，可诱发猝死性肺动脉栓塞、下肢深静脉血栓后综合征等不良后果。恶性肿瘤、高龄、肥胖及血液高凝状态是DVT的危险因素。

外科住院患者Caprini量表对DVT有较好的预测作用，胃手术患者术前常规使用Caprini量表评估静脉血栓栓塞症（VTE）风险并采取相应预防措施。Caprini评分0分为非常低危，无须使用机械或药物预防措施；1~2分为低危，可仅使用机械预防措施（弹力袜、机械充气加压泵）；3~4分为中危，在无高出血风险的情况下，建议使用药物预防；≥5分为高危，不伴高出血风险的情况下，建议联合应用药物及机械预防措施。

术后Caprini评分低危及以上风险的患者应尽早下床活动，预防VTE的发生。医生应动态评估患者的VTE风险及出血风险，选择1种机械和/或1种药物预防措施，并及时调整预防策略。一般手术患者建议预防7~14天或直至出院，对胃恶性肿瘤VTE高危患者，推荐使用低分子肝素预防4周。

 五、术后饮食管理与营养

胃手术后饮食总的原则为：宜少食多餐，选择清淡、细软、容易消化吸收的食物，在食物选择与进补时，不要急于求成。术后从流质饮食开始，无明显不适反应时，再过渡到半流食、普食。避免过冷、过烫的食物，禁食一切刺激性、粗纤维、产气、油煎炸的食物。限制摄入单纯的糖如蔗糖、甜果汁等，预防进食后发生低血糖或倾倒综合征等并发症。

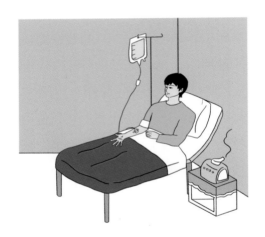

1.第1阶段：禁食

术后1~3天处于手术创伤期，吻合口尚未愈合，胃肠功能正在逐渐恢复，胃肠未通气前持续给胃肠减压，减少胃内容物对吻合口的刺激，减轻胃张力，预防吻合口水肿及吻合口瘘。

此阶段靠静脉供给营养和水分来维持机体的生理需要。

2.第2阶段：流质饮食

术后4~10天患者已基本度过手术创伤期，胃肠功能开始恢复，表现为肛门已排气，有食欲。停止胃肠减压，每次饮20~30 mL温开水，2次/日。

术后第4天给予清流质饮食，米汤每次40 mL，2次/日。

术后第5天，米汤每次60~80 mL，3~4次/日。

术后第6天，米汤、菜汁每次80~100 mL，4~5次/日。

术后第7天，给予普通流质饮食，如米汤、菜汁、鸡汤、鸭汤、鱼汤等，每次100~200 mL，4~6次/日。

需根据个体差异酌情递增量与餐次。

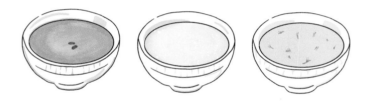

3.第3阶段：半流质饮食

上述两个阶段若无明显不适，可给予米汤、藕粉、蒸蛋羹等。

大约术后第10天开始，患者术后留置的各种引流管已基本拔除，静脉输液量逐渐减少，食量逐渐增加。此时应少量多餐，每天5~7餐，每次150~200 mL，以易消化的少渣食物为主，如大米粥、面条、面片、小馄饨、少量菜泥、豆腐脑、鱼丸等。

一些食量大的患者不能急于求成，切忌大量进食，以免发生吻合口瘘。

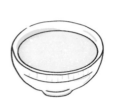 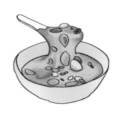 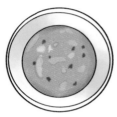

4.第4阶段：软食

一般从术后第3周开始，大多数患者消化功能恢复正常，各种不适症状消失。软食是一种质软、易咀嚼易消化、各种营养素含量充足的平衡膳食，如软米饭、发糕、馒头、肉类、豆制品、饺子、包子、各种嫩菜等，忌食含纤维素较多的蔬菜，忌食油煎炸食品。

 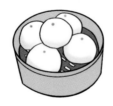 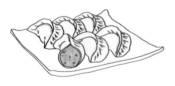

5.第五阶段：普通饮食阶段

患者食用软食至少3天后，如无不良反应，可由软食改为普通饮食。

软食和普通饮食的主要区别是软食较为烂熟、细碎，普通饮食则含更多膳食纤维。

普通饮食宜选择高蛋白、高热量、易消化的食物。蛋白质类食物宜选择鱼虾、蟹、鸡鸭肉、豆制品等。主食在精米面的基础上，可以适当增加一些杂粮，比例大约为三分之一，此外还要注意多吃新鲜蔬菜和水果。

随着中国加速康复外科的实践，经医生评估，除肠道功能障碍、吻合口瘘、肠梗阻或胃瘫风险等患者外，胃手术后第1天可予清流质饮食，第2天予半流质饮食，然后逐渐过渡至正常饮食。对于无潜在并发症的患者，早期经口进食并不增加术后并发症和病死率，且可促进肠道功能恢复；有助于减少术后并发症、缩短住院时间、降低住院费用。传统的"清流质"和"全流质"饮食不能够提供充足的营养和蛋白质，建议应用成品营养制剂，术后足量的蛋白质摄入比足量的热量摄入更为重要。

第二节
下消化道外科手术的康复要点

下消化道手术以结直肠手术为例。

 一、结直肠手术的预康复措施

（一）术前风险评估

结直肠手术患者的器官和/或系统功能，营养、运动、睡眠、疼痛等状况，以及心理状态是评估的重点。结直肠手术以中老年患者居多，这些患者运动量少，器官系统功能储备低，焦虑症和睡眠障碍发生率高，建议通过握力试验、6分钟步行试验、学习与记忆测评、生活能力等进行筛查；评估及针对性治疗因恶性肿瘤所致的恶病质、放化疗不良反应、严重营养不良、中重度贫血以及严重内环境失衡等，以促进术后康复。

全面评估和改善患者术前营养及器官和/或系统功能状态，减轻焦虑、调整睡眠。

（二）术前康复训练

对于有可能影响患者术后康复的情况，应进行术前评估与调整，以减少并发症，促进康复。术前一定量的运动训练有助于提高功能储备，降低术后并发症的发生风险，提倡术前进行有氧和抗阻运动至少2周，≥3次/周，40~60分钟/次。建议患者入院后即开始进行康复训练，针对围手术期容易诱发和/或加重器官功能不全的多种因素，进行有针对性的运动训练，如握拳锻炼、扩胸运动、深呼吸、哈气排痰、腹肌加强训练、提臀缩肛训练、踝泵运动等，1~2次/天，5~10分钟/次，每节运动维持5~10秒。

术前康复训练是ERAS的重要措施；术前针对性康复训练有助于提高功能储备，降低术后并发症，促进患者术后康复；预康复措施应贯穿于围手术期全程。

（三）预防性抗血栓治疗

结直肠手术患者是围手术期VTE高危人群，未采用预防措施的结直肠癌手术患者，术后VTE发生率高达10.59%。术后VTE风险因素包括高龄、高血压、糖尿病合并肥胖、溃疡性结肠炎、晚期恶性肿瘤（Ⅲ或Ⅳ期）、高凝状态、糖皮质激素使用史、腹腔镜手术、术后出现肠梗阻和吻合口瘘并发症等。

通过临床表现（下肢肿胀、疼痛）、Caprini评分、血管超声及血栓弹力图监测，可进一步评估VTE风险。应用ERAS预防性抗血栓路径，可显著降低术后VTE的发生率。结直肠手术患者术后下床活动之前，如无禁忌，均应使用弹力袜和/或间断气动压缩（ICP），或进行坐立的适应性准备活动。中高危患者建议采用机械加药物预防VTE。低分子肝素或普通肝素可减少VTE的发生率和病死率，且出血风险也较低。与单纯ICP比较，ICP联合药物可降低肺栓塞和DVT的发生率。

二、术前肠道准备

机械性肠道准备可致水电解质的丢失及紊乱，增加手术应激及术后并发症的发生率。机械性肠道准备联合口服抗生素可显著降低手术部位感染（SSI）的发生率。对于择期结直肠手术，口服抗生素联合机械性肠道准备为术前常规措施。

（1）对于择期右半结肠切除及腹会阴联合切除手术，不建议术前常规进行机械性肠道准备。

（2）对于择期左半结肠切除及直肠前切除手术，可选择口服缓泻剂（如乳果糖等）联合少量磷酸钠盐灌肠剂。

（3）对中低位直肠癌保肛手术、术中需要肠镜定位或严重便秘的患者，建议术前应在联合口服抗生素的同时给予充分的机械性肠道准备。

三、术前禁食及口服碳水化合物饮料

结直肠患者可因高龄、腹泻或便秘、脱水、出血、长时间禁食等原因，导致血容量不足、能量和营养缺乏，建议术前口服碳水化合物饮料。对于有消化道梗阻的患者，术前需行胃肠减压。

择期无消化道梗阻的患者，麻醉诱导前6小时可进食不含油炸、脂肪及肉类的固体食物，术前2小时可口服无渣碳水化合物饮料。

 ## 四、管道管理

（一）腹腔或盆腔引流管的管理

择期结直肠术后患者无须常规留置腹腔引流管，这并不会增加发生术后感染及吻合口瘘等并发症的概率。但对于直肠手术尤其是低位直肠癌行保肛手术，吻合口瘘发生率较高，术中可视腹腔及吻合口状况，选择性留置腹腔引流管。术后排除吻合口瘘、腹腔出血、感染等并发症，肠功能恢复后可尽早拔除腹腔或盆腔引流管。

（二）导尿管的管理

导尿管留置时间≥2天，可显著增加尿路感染的发生率。结直肠术后早期拔除导尿管（术后24小时）并口服α受体阻滞剂可较好地预防术后尿潴留。对于直肠手术患者，可根据术中盆腔自主神经的保护情况酌情延长导尿管的留置时间。

五、术后镇痛

对于开放或腹腔镜手术，对切口进行局部麻醉（简称局麻）浸润是必要的。为避免肠麻痹、腹胀、恶心、呕吐、尿潴留，应尽量减少阿片类药物的用量，其中κ受体激动剂具有预防及治疗内脏痛的作用，建议优选。

（一）硬膜外镇痛

胸段硬膜外镇痛存在术后低血压和尿潴留的风险，对腹腔镜结直肠手术患者镇痛获益不大，甚至可能延长住院时间。而对开放性结直肠手术，硬膜外镇痛有助于肠功能恢复，降低呼吸系统和心血管系统并发症的风险。但对于行经腹会阴直肠切除术的患者，采用腰段硬膜外镇痛，可能因第1骶椎（S_1）~第3骶椎（S_3）神经阻滞不全，导致镇痛效果不佳，可联合骶管镇痛或口服镇痛药物。

术后镇痛48~72小时应拔除硬膜外导管。如果使用低分子肝素抗凝，须在停药12小时后拔除，同时应观察穿刺导管有无移位、穿刺点出血、感染等并发症。

（二）非甾体抗炎药镇痛

NSAIDs是多模式镇痛的重要措施之一。越来越多的证据表明，术后早期短时使用NSAIDs，可以改善结直肠手术后肠功能恢复，减少阿片类药物的用量，降低并发症的发生率；无论是选择性还是非选择性NSAIDs，均未显示增加结直肠手术后吻合口瘘的风险。使用NSAIDs时，应警惕出血、溃疡、肾功能损害等潜在风险。术前使用COX-2特异性NSAIDs进行疼痛预康复治疗，也可有效降低术后阿片类药物的用量，加速患者术后康复。

（三）外周神经阻滞

超声引导双侧腹横肌平面阻滞，可使多种腹部手术患者获益，有助于减少阿片类药物的用量及加速胃肠道功能恢复。连续腹横肌平面阻滞可促进胃肠蠕动，缩短术后住院时间。超声引导单次双侧腰方肌平面阻滞，48小时内镇痛效果明显优于双侧腹横肌平面阻滞。神经阻滞时应警惕局麻药的用量和毒性反应。

（四）镇痛辅助用药

联合辅助用药，如静脉输注利多卡因、右美托咪啶、艾司氯胺酮、硫酸镁、糖皮质激素或加巴喷丁等，可有效减少术中阿片类药物的用量，降低疼痛强度。围手术期穴位电针刺激也可减轻术后疼痛。

六、围手术期营养状态的评估及营养支持治疗

　　在麻醉恢复期间，无呛咳、恶心、呕吐、腹胀和头晕，即可进行试饮水，观察不良反应，根据患者需求逐渐增量，术后2小时即可正常饮水。

　　结直肠术后早期（24小时内）经口进食或肠内营养均不会导致感染或胃肠功能恢复延迟，术后早期开放饮食可提供能量、蛋白质并减少因禁食导致的胰岛素抵抗。与流质饮食相比，少渣饮食可以减少恶心反应，促进肠道功能恢复且不会增加其他并发症的发生率。

　　对于术后不能尽早开始经口进食或能量摄入不足（＜60%的必需热量）＞7天且有管饲指征的患者，可在术后24小时内开始管饲，需要注意的是管饲速率应较缓慢（10~20 mL/h）。对于术后存在严重营养不良的患者，应及时开始营养支持治疗。

 七、术后早期活动与康复训练

　　患者应于术前4~6周开始康复训练，术后患者早期下床活动和康复训练也有助于ERAS的实施。影响早期活动与康复训练的因素有：日常生活习惯、疼痛、营养状况、留置管道、并存疾病等。术后早期活动有助于减少肺部并发症及胰岛素抵抗，预防心血管事件的发生，促进器官功能恢复。

麻醉复苏后，即可卧床进行康复训练，做好下床适应性准备。术后1天患者在家属或护理人员陪护下站立、移步行走，并逐渐增加运动量，每天坚持训练，但需警惕运动时跌倒。直肠手术易影响盆底功能，需加强提臀缩肛训练。康复训练应延伸至术后日常生活中。

八、出院后的注意事项些？

（一）术后需改变饮食习惯

（1）定时进食有助于促进肠道功能的恢复。如果患者胃口不好，可少吃多餐。

（2）如果患者大便较稀或腹泻，每天至少喝1L液体。

（3）尽可能摄入高蛋白食物，如鱼、肉和蛋，其有助于身体的术后康复。

（4）尽量保持健康、均衡的饮食，吃多种不同的食物。但有些食物可能会让大便更松，或者导致放屁更多，需要避免。

（5）肠癌术后患者应该避免最容易引起问题的食物，如高纤维水果和蔬菜，洋葱、豆芽和卷心菜，豆类（如豌豆或扁豆)，汽水和啤酒，富含脂肪的食物。等患者肠道功能稳定下来后，再试着逐渐地重新摄入引起问题的食物，可能会发现它们不再影响肠道功能。

（二）药物使用

如果存在腹泻，最常用的药物是洛哌丁胺（易蒙停），医生可能也会建议增加摄入膳食纤维。如果大便经常量少，膳食纤维也会有助于增大排便量。

如果存在便秘，医生可能会建议患者服用大便软化剂或泻药。

（三）保护好肛门周围的皮肤

如果大便次数多，或经常稀便，臀部周围的皮肤可能会出现疼痛。建议：①保持肛门周围皮肤清洁干燥。②使用不含香料的湿巾，因为它们比厕纸更柔软。③使用吸水垫帮助保护皮肤。④用温水和成分简单的肥皂清洗皮肤，不要使用含香精的肥皂或其他产品。⑤用柔软的毛巾轻拍皮肤，或者在凉爽的环境下使用吹风机。⑥穿宽松、舒适的内裤和衣服。⑦管理情绪。情绪也会影响肠道，焦虑和紧张的情况可以使排便更稀、更频繁。如果感觉不到对肠道的控制，这对患者本身就是一种压力。学习如何放松可能有助于肠道稳定，并将有利于患者的总体健康。

（四）排便习惯的改变

患者的排便习惯可能出现以下改变。

（1）大便次数更多，更频繁。

（2）大便形状发生改变，如腹泻或便秘。

（3）没有明显便意的情况下，就解大便或放屁。

（4）屁多，腹胀，总感觉要解大便，排便时又很难完全排空肠道。

（5）肛门周围皮肤疼痛。

（6）患者可能有一个暂时或永久的造口。

（五）如厕习惯的改变

因为肠道功能的改变，患者如厕习惯也会随之改变。这些习惯包括花多长时间上厕所，以及当感到有便意的时候，什么时候上厕所。

尽量不要长时间坐在马桶上，试着坚持到有强烈的解大便的欲望为止。一开始这可能很难，但随着时间的推移，患者会越来越熟悉在解大便之前自己能坚持多久。

（六）外出时做好准备

如果排便习惯不可预测，患者可能会担心外出，尤其是去一个新地方的时候。为了避免或应对外出时发生的事故，提前做好准备可以使患者更加自信。

（1）准确知道要去的地方及厕所都在哪里。

（2）可使用残疾人厕所。

（3）可提前穿上纸尿裤。

（4）打包如下物品随身携带，以防万一：止泻药洛哌丁胺/易蒙停、造口袋（如果有造口）、湿巾、备用内裤和备用长裤、护垫、舒缓霜和塑料袋。

第七章

泌尿外科
手术的康复管理

泌尿外科是专门研究泌尿系统、男性生殖系统，以及肾上腺疾病的学科，最常见的泌尿外科手术有以下几种。

（1）**肿瘤手术**：如肾脏肿瘤手术，包括根治性肾切除术、肾部分切除术；膀胱肿瘤手术，包括膀胱肿瘤电切术、根治性膀胱全切术、根治性前列腺切除术等。

（2）**结石手术**：如经皮肾镜碎石取石术、输尿管软镜碎石取石术、输尿管硬镜碎石取石术、经尿道膀胱镜下碎石取石术、膀胱切开取石术等。

（3）**梗阻性手术**：如输尿管成形术、肾盂输尿管成形术、尿道成形术，或经尿道前列腺电切术等。

（4）**畸形手术**：如尿道下裂成形术、包皮环切术等。

（5）**肾上腺疾病的手术**：如肾上腺肿瘤切除术、肾上腺部分切除术、肾上腺全切术等。

泌尿系统疾病众多，本章选择相对常见的尿石症和前列腺外科基础知识及手术康复措施进行介绍。

第一节
尿石症外科手术的康复要点

泌尿系统结石，最常见的治疗方法包括体外冲击波碎石、输尿管镜碎石取石术、经皮肾镜碎石取石术。手术治疗的成功率取决于手术医生的经验，结石的大小、位置、成分及患者的具体情况等。

 一、尿石症外科手术的准备工作

1.评估身体的健康状况

尿路结石手术前需要先对患者的健康状况进行评估，通常需要做血、尿常规，肝、肾功能，心、肺功能，心电图，血生化及血糖等多项检查。这些检查可以反映患者的身体情况，有助于制订出合理的手术方案，如果手术过程中出现了意外也能够有效地处理。

2.了解泌尿系统情况

尿路结石手术之前了解清楚泌尿系统的情况是必须要做好的

准备工作。如果没有了解清楚泌尿系统的情况就盲目地做手术，发生危险的可能性会比较高，而且容易造成手术失败。要了解泌尿系统的情况，就需要做好相应的检查，包括腹部平片检查，腹部CT、B超检查及尿路造影检查等。

3.有合并感染时需先控制感染

如果尿路结石发病的时间较长或病情较严重，有可能会合并感染。这种情况下是不能直接进行手术的，需要在术前做药物敏感试验，根据试验的结果选择敏感的抗生素来控制感染，等到感染控制之后再进行手术。

4.术前8小时禁食

患者在做尿路结石手术之前的8小时内一般不能吃东西。如果是做开放性手术，通常需要全麻，人在全麻的状态下意识不清醒，如果患者在术前进食，有可能会出现呕吐现象，呕吐物很容易被吸入肺部，引起吸入性肺炎、呼吸衰竭等严重后果。

5.做好充分的心理准备

对于患有尿路结石的人来说，术前做好充分的心理准备是很有必要的。家人和医护人员应该对患者进行开导和鼓励，让他们能够消除对麻醉和手术的顾虑，从而放松心情，保证良好的睡眠，并积极配合医生的治疗，这样可以提高手术的成功率。

二、体外冲击波碎石康复要点

1.多饮水

产生大量尿液才能冲刷尿道，帮助碎石之后的粉末尽快排出。

2.应用 α 受体阻滞剂

排石的时候会诱发肾绞痛，可以加用 α 受体阻滞剂，如赛洛多辛，一方面可以扩张输尿管，另一方面可以减少输尿管的痉挛、疼痛，帮助结石尽快排出。

3.应用中药

关于溶石、排石的中成药，代表性药物为排石颗粒、复方金钱草颗粒。

4.应用吲哚美辛栓

患者疼痛比较重，可以使用消炎止痛药，如吲哚美辛栓塞肛使用，对缓解疼痛有较好的治疗效果。

5.运动

如果患者的体能允许，且疼痛不是太重，可鼓励其进行跳绳、爬楼梯或者跑步等运动，这些运动能够帮助结石排出。患者需要根据个人体能状况决定运动方式。

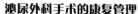
 三、经皮肾镜碎石取石术后康复要点

1.疼痛

经皮肾镜手术后疼痛一般都能忍受，不需要特殊处理，少数患者因为有穿刺孔而疼痛难忍，可及时告知医生予以止痛方面的处理。

2.出血

经皮肾镜术后少部分患者可能出现出血，特别是不听医嘱进行活动后更易出现，这些出血多数都可以在医生处理后停止。如果尿色或引流管血色较浓，请及时告知医生，有个别患者出现大出血需要及时进行栓塞止血。

3.引流管

术后会留置双J管、尿管、肾造瘘管，要注意保持管道通畅，不要牵扯到引流管，更不能压迫、扭曲引流管。

4.活动

经皮肾镜术后需要严格卧床（大便都在床上）休息5~7天，不能坐起及下床，侧翻身时需他人辅助，防止用力后引起肾脏大出血。但也不是一动不动，需要家属适当揉捏双小腿，自己伸屈双踝、双膝，防止出现下肢静脉血栓、肺栓塞等严重并发症，要适当咳嗽咳痰，防止肺部感染。

经皮肾镜术后患者1个月内请避免剧烈活动，3个月内禁止负重、搬重物、跳跃等用力活动，防止肾出血。

5.饮食饮水

经皮肾镜术后6小时，患者先适当饮温开水，观察无腹胀，才能逐步进清淡饮食，多食蔬菜、水果，保持大便通畅，防止便秘引起肾出血；每天多饮水，饮水量在2 000 mL以上。

6.双J管的管理

术中安放的双J管，术后30天左右取出。

7.经皮肾镜术后随访

肾脏结石术后有部分患者结石不能完全清除干净，即使完全清除干净了，80%的人在2年内会出现结石复发。术后患者日常生活需按医生给的预防指导注意事项进行，防止结石复发，尽最大可能降低复发率，术后建议每半年复查一次。

四、经输尿管镜碎石取石术后康复要点

1.保持导尿管通畅

患者术后1~2天可有淡红色血尿，一般不需处理，待2~3天

自然转清。

2.多饮水

每天饮水在2 000 mL以上。

3.抗生素预防感染

留置输尿管导管做外引流者，术后使用抗生素3~7天；留置双J管者，须用药2~3周。

4.拔管时间选择

如用输尿管导管做外引流，可于术后2~3天一并拔除尿管和输尿管导管，留置时间一般不超过1周，否则易导致尿路感染。

留置双J管做内引流者，术后3天拔除尿管，最长4~6周时间内拔除双J管。

五、双J管置入后的注意事项

1.不能憋尿

正常人输尿管末端在膀胱的开口是具有抗反流功能的，这样膀胱内的尿液就不能沿着输尿管返回肾脏。留置双J管后，相当于将肾盂和膀胱通路打开了，当膀胱内尿液增多而不排尿，尿液就可以顺着双J管回到肾脏，这样容易造成尿路感染，长期尿液

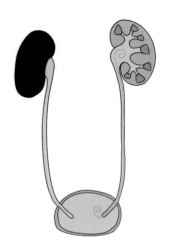

回流压迫肾盂还会影响肾功能，因此留置双J管后不能憋尿。

2.多饮水

每天饮水建议在3 000 mL以上，不但可以防止感染，还可以避免双J管壁结石形成。

3.避免腰部剧烈活动

腰部剧烈活动可能使双J管与组织摩擦，造成出血炎症，故应避免腹部剧烈活动。也不要突然下蹲或站起，因为重力原因会使双J管移位脱出。改变体位时，动作要慢。

4.置管过度不适须及时就医

双J管植入后，可能会有尿痛甚至血尿情况，多数属于正常现象，一般不需处理。如果出现严重的血尿、腰痛，发热超过38.5℃或尿失禁时，应尽快寻求医生的帮助。

5.留置时间谨遵医嘱

医生需要根据患者病情决定留置时间，普通输尿管及肾结石手术留置4周左右，如有输尿管狭窄则需留置3~6月。否则时间一长，双J管失去弹性，容易出现断裂，对患者的健康造成不必要的损伤。

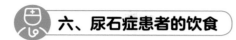 六、尿石症患者的饮食

（1）尿结石形成的主要因素：过量摄入含有成石物质的食物或经常性饮水不足，如果患者能针对性地改善生活方式，调控饮食可有效预防结石的复发。

（2）改善生活方式：尿结石患者应少吃多餐，保持足够的睡眠，经常锻炼并保持心情舒畅，少用泻药。

（3）食物调整：食物品种应多样化，或以素食为主。减少脂肪和糖的摄入量，食盐每天小于5 g，每天动物蛋白（肉、鱼）不超过100 g。

（4）草酸钙结石患者除控制摄入鱼肉外，还应限制奶酪、菠菜的摄入。磷酸钙结石患者应限制摄入奶酪，每日小于50 g；每日食用柑橘1～2个，或柠檬、葡萄、柚子适量。尿酸和胱氨酸结石患者应特别注意少食动物内脏。混合结石患者应限制摄入奶酪，每日小于50 g。

（5）液体控制：不限制水、水果、苹果汁和草本饮料等的摄入量，每日以2～2.5 L为宜。尽可能减少咖啡、酒或含酒精饮料、茶的摄入量。

（6）草酸钙结石患者要限制摄入牛奶、含钙量100 mg/L以上的泉水或矿物水（每日总量小于300 mL）。磷酸钙结石患者还应限制摄入柑橘类果汁。尿酸和胱氨酸结石患者应避免饮用黑葡萄汁。混合结石患者以上限制饮料均应遵守。

七、尿石症患者的饮水

（1）正常人喝水是生理需要，而尿石症患者多饮水可增加尿液，使结石盐的过饱和度降低，增加尿液对尿路的冲刷减少结石的滞留。

（2）尿结石患者在饮水方面应注意以下几点。

第一，成人正常活动时每日饮水量保持在3 000 mL，这样才可以使尿液浓度维持在一个较理想的水平。

第二，合理选择液体的种类。患者可在总量相当的情况下一半饮纯净水，另一半选择除咖啡、茶水等限制饮料以外的饮品。

第三，合理分配饮水时间。由于深夜和清晨人体尿草酸钙过饱和度最高，尿抑制活性最低，是结石形成的最佳时机，所以患者除平均分配日饮水量外，还应在午夜饮1~2杯水，降低尿液结石盐的过饱和度，延缓结石的形成或长大。

第 二 节

前列腺增生症外科手术的康复要点

 一、前列腺增生症术前预康复措施

1.心理准备

前列腺增生症患者在术前应充分了解自己的疾病特点和治疗方法，并与手术医师积极主动交流，一方面探讨治疗方法、签署各种术前同意文书；另一方面也要充分信任所选择的手术医生，消除紧张心理，树立胜利的信心。

2.身体准备

手术前，患者应该完善体格检查，完成心电图，胸片，肝、胆、胰、脾、泌尿系统超声等检查，以及三大常规、肝肾功能、凝血功能、传染病、血型等检验项目。

3.专科准备

如果前列腺增生症患者在术前有尿路感染，应该使用抗生素进行抗感染治疗；如果患者有尿潴留、继发的肾盂积水、肾功能不全等，术前应该导尿并留置尿管，以便解除梗阻、引流尿液、缓解肾盂积水、恢复肾功能。

4.术前准备

患者在手术前1天，晚餐后就要开始禁食，凌晨12点后禁水。因为开放性手术一般采用全身麻醉或硬膜外麻醉，如果术前摄入的食物残渣滞留在消化道内，可能会在手术过程中逆流并被患者误吸入呼吸道，导致呼吸道堵塞、窒息或者吸入性肺炎。必要时，患者手术前1天晚上可使用镇静剂帮助入睡，使患者手术当天具有更好的精神和生理状态。

二、前列腺增生症术后康复按理

（1）体位：平卧位，术后3天改为半卧位，行持续膀胱冲洗，勿使导管扭曲、受压及脱落。

（2）饮食：肠蠕动恢复后可摄入高蛋白、富有营养的易消化饮食，保持大便通畅，避免因排便用力使前列腺窝出血，多饮水，每日2500~3000 mL。

（3）膀胱冲洗液的速度适宜，过快会使膀胱生理性收缩频繁，引起痉挛性疼痛，过慢不能及时将渗血冲洗出来，易形成血块堵塞引流管。

（4）疼痛时可做深呼吸运动，必要时可应用止痛剂缓解疼痛，咳嗽时用手保护切口，可减轻疼痛。

（5）做咳嗽、咯痰、深呼吸，可防止坠积性肺炎。

（6）每日以0.5%碘伏棉球擦拭尿道口2次，尿道口保持清洁，勤换内裤，尿袋低于膀胱水平，以防止逆行感染。

（7）卧床期间应进行肢体活动，防止静脉血栓形成。

（8）拔除气囊导尿管后，应勤解小便，防止膀胱内压力增高继发出血；由于老年患者卧床时间长，活动少，拔管后不要立即离床活动，应逐渐增加活动量，防止加重心脏负担。

三、前列腺增生症术后出院注意事项

（1）进食易消化、含粗纤维的食物，防止便秘。

（2）多饮水，日饮水量为2 000~3 000 mL，达到自洁的目的。

（3）术后1~2个月内避免过度劳动，防止感冒，忌烟酒，忌食刺激性食物，以防继发出血。术后1个月之内不能从事任何负重的体力活动，只可进行无负重的活动，如散步等。手术后1个月内不能有会阴区的压迫动作，如长时间久坐硬板凳，骑三轮车、自行车、摩托车或坐颠簸的车等。

（4）术后多数膀胱功能低下，3~6个月可能仍有溢尿现象，因此需要进行肛门括约肌的收缩功能训练，吸气时缩肛，呼气时松肛，以便尽快恢复尿道括约肌的功能。手术后如果有轻度尿失禁，则需要做提肛动作，即收缩肛门并上提，5个或10个为一组，每次连续做3~5组，每日做2~3次，可以起到增强膀胱逼尿肌收缩的作用，增强括约肌关闭的能力，控制尿失禁。

第八章

甲状腺及乳腺外科手术的康复管理

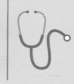

甲状腺外科手术的康复要点

甲状腺疾病根据内、外科治疗主要分为两大类。

（1）内科治疗的甲状腺疾病主要包括甲状腺功能亢进症（简称甲亢）和甲状腺炎症（包括急性、亚急性和慢性甲状腺炎症）。

（2）外科治疗的甲状腺疾病包括甲状腺肿和甲状腺肿瘤。

一、甲状腺术前预康复措施

（1）完善术前常规的一些检查，如血常规、肝肾功能、凝血功能、心电图、胸部X片、腹部彩超等，排除有手术禁忌证的患者。

（2）对于高血压、糖尿病患者，应把血压、血糖维持在正常范围方可手术。

（3）术前戒烟、戒酒。

（4）对于有服用阿司匹林等抗凝药物的患者，术前至少停服阿司匹林1周。

（5）对于合并甲亢患者，应积极抗甲亢治疗，使心率<100次/分。

 二、甲状腺术后康复措施

（1）对于行全身麻醉的患者，术后至少要平卧6小时禁食、禁饮。对于术前合并高血压、糖尿病的患者，术后应严密观察血压、血糖变化。

（2）严密观察患者的呼吸、心率变化。

（3）观察伤口，有无肿胀、渗血，若发现伤口肿胀明显、张力增大，考虑有伤口出血时，应立即送手术室急诊清除血肿，若处理不及时，血肿压迫气管，使气管塌陷，有窒息风险。

（4）说话声音嘶哑，是由于在清扫喉返神经周围的淋巴结时，需将喉返神经完全游离，而神经非常脆弱，轻微的牵拉即可使之损伤，这种情况大多数是暂时性的。对于术前有声嘶症状或术中发现肿瘤侵犯而无法保留喉返神经时，患者的声音可能无法完全恢复到正常水平，但随着对侧喉返神经的代偿，说话声音和质量会有所提高。

（5）对于行甲状腺全切的患者，术后10~30%的患者会出

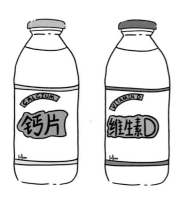

现面部麻木、手脚麻木，严重者出现手脚抽搐的症状（爪状手），此时静脉推注钙剂，上述症状可立即缓解，术后口服钙片、维生素D。大多数患者是暂时性的低血钙症状，短则几天就可以完全缓解，长则需要2周至1个月。只有极少数患者，需要终生服用钙片（尤其是气管食管沟有较多淋巴结转移或复发的再次手术的患者）。

（6）在甲状腺近全切除或全切除术后，需要在余生中每天服用左旋甲状腺素钠片，以补充切除甲状腺丢失的甲状腺激素。

如果是甲状腺半切除术或甲状腺叶切除术，患者有60%的机会在术后5年不需要服用甲状腺药物，除非已经在服用甲状腺药物治疗低水平甲状腺激素（甲状腺功能减退症），或者血液检查显示甲状腺功能亢进。

第二节

乳腺外科手术的康复要点

常见的乳腺疾病分类如下。

（1）**乳腺炎症性疾病**：分为哺乳期乳腺炎和非哺乳期乳腺炎，不同类型的炎症或者炎症的不同阶段，需要给予不同的治疗方案。哺乳期乳腺炎如果没有形成脓肿，经过抗感染治疗可以治愈。如果哺乳期乳腺炎形成脓肿，可以进行脓腔冲洗和抗感染治疗，两者相结合可达到较好的效果。非哺乳期的乳腺炎症需要用激素加中成药治疗，如果形成脓肿，需要通过留置针进行脓腔冲洗。

（2）**肿瘤性疾病**：分为良性肿瘤和恶性肿瘤，良性肿瘤主要通过手术治疗。恶性肿瘤的治疗手段包括手术、化疗、放疗、内分泌治疗等，以综合治疗为主。

（3）**乳腺发育不良**：发育畸形，包括乳房较小、乳头内陷，或者胸大肌缺失，需要通过整形手术矫正。

本书以乳腺癌为例，介绍其康复要点。

一、乳腺外科手术预康复措施

（一）心理准备

1.调整好心态，正确认识疾病

患者确诊乳腺癌，一开始往往存在抵触情绪，总觉得检查结果有问题，可能是误诊了，心存幻想，抱有侥幸心理。更有甚者，觉得不做手术，保守治疗也能治好。焦虑、迟疑、踌躇，都有可能耽误治疗的最佳时机，影响最终的整体预后。

2.做好持久战的准备

乳腺癌的治疗是全身性的，以手术为主，放化疗、靶向治疗及内分泌治疗为辅。根据病情不同，治疗时间为1个月到5年不等。患者如果能客观认识疾病，积极配合治疗，就有望达到好的治疗效果。

3.重视入院宣教，积极配合

入院后，患者可先熟悉病房的基本情况，适应新环境，降低陌生感。通过医生和护士的健康宣教，患者可充分了解术前备皮、需要准备的一些物品、手术的方式、术后的康复治疗等相关知识，更好地理解治疗过程。

（二）身体准备

1.饮食篇

在全麻术前8小时一般会要求患者禁食水，也就是俗话说的不吃饭不喝水。因为全身麻醉状态下，患者已丧失保护自己不被呛到的呛咳反射。如果胃内容物过多，术中和术后很可能发生呕吐，这些混着酸性胃液的胃内容物可能会堵塞气管，发生窒息，若进入肺里，会引起吸入性肺炎。

手术等待过程中患者如果出现心慌、出冷汗、四肢无力等反应，请及时告知医护人员，在禁食阶段静脉补充能量，也可在禁食前多吃一些高热量和高蛋白的食物，防止低血糖的发生。

严格遵守手术前8小时开始不吃固体的食物，术前6小时可以喝牛奶，术前2小时可以喝少量水。

2.生活习惯的训练

主要是训练单手起床、咳嗽时的切口照护和排便。

（1）患者需练习单手起床，避免手术术侧肢体用力外展，防止牵拉引起疼痛及手术伤口渗血、出血等。练习方法：术侧手臂自然弯曲置于胸腹部，身体向健侧侧卧，肘部撑床，健侧手紧握床栏，用力拉起床栏，慢慢起身，可以在家人的配合下完成。

（2）不恰当的咳嗽不但会引起伤口疼痛和撕裂，还能引起肺部感染，因此，咳嗽时的切口照护非常有必要。患者咳嗽时，健侧手掌轻压住伤口，手术侧手臂自然抱于胸前，先轻轻地咳嗽数次，待痰松动后，再深呼吸用力咳出。

（3）手术需要在全麻下完成时，多需要留置尿管，目的是排空膀胱，预防尿液潴留。排尿功能在麻醉后也需要一段时间才能恢复，这就需要尿管来帮忙排尿。绝大多数人不习惯床上大小便，因此，术前进行排便练习是很有必要的。

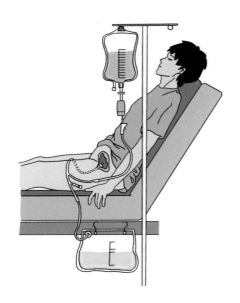

3.皮肤准备

（1）手术标识：手术前1天，医生往往会在手术部位做好标识，不要揉搓标识，如颜色变浅时可请医生重新描记。

（2）备皮，乳腺癌手术需进行患侧腋窝备皮，以避免皮肤损伤。

（3）在手术前尽量彻底清洁身体，因为手术后洗澡不但牵拉伤口，而且容易造成感染，如果乳房周围皮肤有感染或损伤，及时告诉医生，用药治疗。

4.术日轻装上阵

去手术室前脱去内衣、内裤，穿好手术衣裤，同时请取下眼镜，活动假牙、金属首饰，因为眼镜会影响麻醉师的操作，活动的假牙在麻醉中可能掉入气管和食管，金属首饰有导电性，术中使用电刀容易造成灼伤。

5.手术要避开生理期

生理期凝血功能的改变可能造成手术渗血多及术后出血，因此择期手术一定要错开月经期。处于月经期的患者，通常建议在月经结束3~5天后再接受手术。

6.特殊情况的准备

需要接受药物治疗的合并症患者，入院时携带好日常使用的药物。

（1）比如合并糖尿病、高血压病的患者，可以在住院期间携带并使用自己的降糖药、降压药，必须向主管医生说明清楚用药情况。

（2）对于使用血管活性药物的患者（如阿司匹林、华法林等）需要在手术前停用药物1周以上，以免造成手术中、手术后出血的并发症。如不能停用此类药物，需更换为短效药物，并尽早告知医生。

（三）物品准备

（1）准备好检查的影像学资料（X片、CT片等）及戴好您的腕带，以便工作人员核对。

（2）准备一次性吸管1包、干湿纸巾各1包、成人大尺寸尿垫1包、平底布鞋或运动鞋1双、浴巾两条、翻身枕等用于术后的护理用品。必要时备降温贴、冰袋及抱枕。

 二、乳腺外科术后康复要点

1.第1阶段

第1阶段是手术后的1~7天，这阶段伤口还没有愈合，也没有把引流管拔出。此阶段主要是指导患者训练手指、手腕、肘部和肩关节，以感觉不到劳累为主，同时要观察患者有没有出现疼痛、麻木及肿胀的现象。手术后24小时之内患者可以坐着手指稍用力握拳，做手腕的运动，要注意肩关节的内收，不可外展或上抬，固定地活动腕部和手指。患者平躺在床上，患肢轻轻地用力伸直，然后再稍用力地握拳。手术后1~3天可以向上、向下伸屈前臂，并注意上臂需贴紧身体，避免肩关节外展。健侧肢体对患侧肢体，从手肘开始，从下往上慢慢地按摩，一直到肩膀部位。手术后4~7天可以进行肩部小范围活动，达到患侧手能触摸同侧耳朵及对侧肩部。

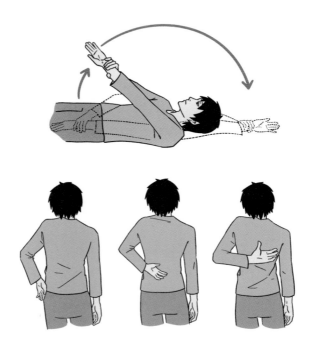

2.第2阶段

第2阶段是手术后的7~14天，此阶段皮瓣已经长好而且伤口愈合，拔除了引流管，能够确认伤口有没有积液。此时应该做后伸前屈及肩膀的运动，但是要根据自身的情况来选择，肩关节抬高时不能超过90°，不然会拉扯伤口，影响身体康复。患者可以端坐在凳子上，肩膀做缓和的运动；另外也可以面对墙壁站好，患侧的手伸直，肘关节稍微弯曲，使用手指来抵墙面，用手指慢慢地往上爬，一直和双臂保持平衡状态，若是肩膀感到疼痛应停止，然后慢慢地往下爬。

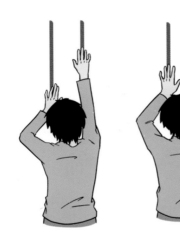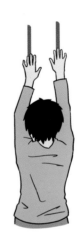

3.第3阶段

第3阶段是手术后的15天左右，在第2阶段的动作上慢慢地增大幅度，使肩膀的关节能够向各个方向运动，同时要加强肩关节功能的训练，推荐选择甩手运动、扩胸运动、划臂运动及后伸运动等。划臂运动也就是站立好，双手自然放在身体两侧，以肩膀为中心，把手交叉放在腹部，然后向两侧展开往下倾斜，360°地重复进行。

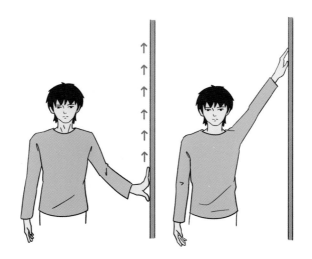

　　乳腺癌患者做完手术之后做功能训练时应该持续6个月以上，尤其是手术后的前3个月，做肩关节的动作非常重要。患者要有能够战胜疾病的信心，饮食以清淡为主，避免吃辛辣刺激性的食物，保持积极乐观的心态，定期去医院做复诊。

第 九 章

妇产科手术的
康复管理

妇产科疾病在临床上多种多样，主要包括产科疾病和妇科疾病两种。

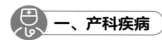

一、产科疾病

妇女从怀孕到临产，可能发生的疾病主要分为以下几种。

（1）**妊娠期疾病**：过期妊娠、妊娠期糖尿病、妊娠期心脏病、妊娠合并甲亢、妊娠合并肺结核、妊娠呕吐、妊娠高血压等。

（2）**分娩问题**：流产、难产、早产等。

（3）**胎位问题**：胎位不正。

（4）**胎盘问题**：胎盘前置、胎盘植入、胎盘粘连等。

（5）**子宫问题**：子宫脱垂、子宫破裂、子宫收缩乏力等。

（6）**产后问题**：产后出血、产后虚脱等；

（7）**羊水问题**：羊水栓塞、羊水过少、羊水过多等。

二、妇科疾病

女性生殖系统的疾病即为妇科疾病，按类别主要分为以下几种。

（1）**妇科炎症**：阴道炎、盆腔炎等。

（2）**性病**：尖锐湿疣、梅毒、生殖器疱疹、淋病等。

（3）**宫颈疾病**：宫颈炎、宫颈囊肿、宫颈癌、宫颈糜烂、子宫肌瘤、宫颈息肉等。

（4）**卵巢疾病**：多囊卵巢综合征、卵巢肿瘤等。

（5）**不孕不育**：宫颈性不孕、内分泌性不孕、子宫性不孕、输卵管性不孕等。

除以上疾病外，生殖系统肿瘤、孕期胎儿问题等也归入妇产科。

第 一 节

产科手术的康复要点

一、顺产康复要点

阴道分娩是最主要的分娩方式，对产妇损伤小，恢复快，利于产妇快速进入母亲的新角色，同时促进新生儿肺部成熟，神经系统发育，增强抵抗力。

（一）分娩前的准备工作有哪些呢？

1.分娩前的评估

（1）孕妇一般健康状况评估:血压、血常规、尿常规、凝血功能、血糖、肝肾功能、心功能、BMI、过敏史等。

（2）既往病史：有无内外科疾病，如高血压、心脏病等；有无子宫手术史或不良生育史。

（3）本次妊娠评估:孕周、胎位、胎儿大小、宫颈情况、羊水量、胎盘及其他辅助检查（心电图、甲状腺功能等）。

（4）会阴评估：会阴组织弹性及有无水肿、瘢痕，前次分娩有无复杂软产道裂伤等病史。

2.分娩前接受宣教的好处

即将临产的孕妇往往会接受医护人员的一对一宣教，有以下作用。

（1）可以使孕妇精神放松和肌肉松弛，缓解紧张和焦虑情绪。

（2）促使孕妇积极配合治疗和护理，提高孕妇对医护工作的满意度和信任度。

3.孕妇营养支持注意事项

（1）鼓励摄入足够营养，以保障其能量需求。

（2）糖尿病孕妇仍遵循糖尿病饮食。

（二）产后康复注意事项有哪些?

1. 伤口护理措施

会阴擦洗或冲洗，2次/天；为减轻伤口疼痛、水肿和尿潴留，可选择使用会阴冷敷垫。

（1）会阴水肿：可用会阴冷敷垫冷敷（24小时内），50%硫酸镁纱布湿敷（24小时后）。若愈合较慢，24小时后进行超短波或红外线照射。保持大便通畅（适当使用缓泻剂），避免加重水肿。

（2）会阴血肿：根据血肿大小，可能会采用局部冷敷、切开清创、缝合止血及填塞压迫等不同方法进行干预；对于阴道填塞纱布压迫止血者，应留置尿管，纱布和尿管可在 12~24小时后取出，可能会使用广谱抗生素预防感染。

2.产后康复需要掌握的知识和技能

（1）每次大小便后保持会阴清洁。

（2）选择伤口对侧卧位或平卧位，避免恶露污染伤口。

（3）尽早活动，保持大小便通畅。

（三）出院后需要注意些什么？

1.出院后会阴伤口自我护理、饮食和活动

（1）保持会阴部清洁和干燥：注意及时勤换卫生纸，防止因潮湿导致细菌滋生；如厕大小便后擦拭干净，大便由前向后擦，切忌从后向前擦，以免污染伤口，小便向前擦，擦拭后再次用清水从前往后冲洗；选择穿纯棉材质透气性好的内裤等。

（2）采取正确的体位：侧切伤口一般在会阴左侧，产妇宜采取右侧卧位或者仰卧位，以减少恶露污染伤口，哺乳取左侧卧位时可于两腿之间放置软枕，哺乳完毕后及时变换体位，勿长时间挤压伤口不利于伤口愈合。

（3）防止会阴切口裂开：多进食高蛋白、粗纤维食物以防止便秘；发生便秘时，不可屏气用力扩张会阴部，可吃些香蕉、酸奶有利于通便。排便时宜先收敛会阴部和臀部，然后坐在马桶上，可有效地避免会阴伤口裂开。如为会阴左侧侧切伤口，坐立

时身体重心偏向右侧，既可减轻伤口受压而引起的疼痛，也可防止表皮错开；活动时避免摔倒或大腿过度外展而使伤口裂开。

（4）增加产后营养：产后要注意加强营养，多给予高蛋白饮食，如瘦肉、鸡蛋等，高蛋白可以促使伤口尽快愈合。

（5）早行缩肛运动：缩肛运动主要锻炼盆底肌肉，改善血液循环，能缓解静脉淤血和减轻痔疮，并促进盆底肌肉、会阴组织及产道恢复。

1.盆底功能评估及康复

无论是阴道分娩还是剖宫产，都建议产后42天检查时全面评估盆底功能情况，特别是以下高危人群：多胎妊娠；多次分娩史；分娩巨大儿；产钳下的阴道分娩；高龄产妇；肥胖者；孕前长期营养不良、消瘦；长期慢性咳嗽；长期便秘；长期从事需要增加腹压的工作（如重体力劳动者、举重运动员等）。

（1）检查阴道口是否松弛。

可以由医生操作，手指置入产妇阴道内进行分度，产妇也可以进行自我检查。

正常：阴道横径能并列容纳2指以下。

轻度松弛：阴道横径能并列容纳2~3指。

中度松弛：阴道横径能并列容纳3~4指。

重度松弛：阴道横径能并列容纳4指以上。

（2）Valsalva试验检测盆底功能。

Valsalva试验即产妇深吸气后用力向下屏气，类似便秘时用力解大便的过程，医生评估有无阴道前后壁膨出或者子宫脱垂，然后通过手法测试和仪器检测盆底肌肌力，还可以通过盆底超声了解盆底肌有无损伤、子宫及阴道壁是否发生脱垂。

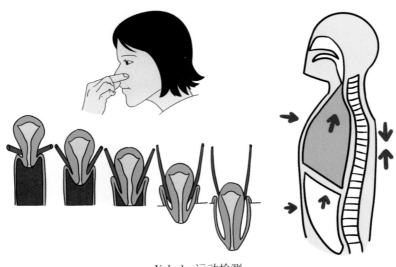

Valsalva运动检测

（3）预防措施。

第一，平时女性要养成良好的生活习惯、增强体质，避免肥胖、长期咳嗽或便秘。

第二，孕期要合理饮食、控制体重，尽量避免将腹中胎儿养得过大，新生儿出生体重大于等于8kg称为巨大儿，分娩时会增加产钳助产和产道撕裂的风险。

第三，阴道助产时，产妇需要配合助产士的指令，助产士做好会阴保护，减少组织撕裂。

第四，产后切忌过早从事重体力劳动，重视及积极进行产后盆底康复治疗。

（4）产后盆底康复的治疗方法。

第一，改变生活方式：避免重体力劳动；及时治疗便秘、慢性咳嗽等增加腹压的疾病。

第二，盆底肌肉锻炼（又叫凯格尔运动）：产妇自己在家就能做，为最经典的非手术治疗方法，对尿失禁、子宫等轻度脱垂、改善性生活质量都有一定的疗效。

锻炼方法：用力收缩盆底肌肉3~5秒，然后放松3~5秒，每次10~15分钟，每日2~3次。这项运动随时可以做，躺着可以做，坐着也可以做。6~8周为1个疗程，一般4~6周有改善。

通俗点说，假如你正在逛街，突然很想解大便，但是附近又没有厕所，怎么办？憋住，这就是收缩盆底肌的感觉。

第三，阴道哑铃，使用阴道哑铃一般有以下几个步骤。

①清洗：使用无刺激的洗手液、沐浴液等辅助清洗，取球时要注意先洗手，也可以将小球冲洗下以起到润滑的作用。

②塞球：采用仰卧的姿势将小球塞入，距离阴道口1~2 cm的位置。

③锻炼：放入小球后，可先采取仰卧锻炼的方式，让阴道收缩、放松，每天进行1~2次锻炼，每次15分钟即可。在仰卧锻炼

2~3天后，可尝试起身站立、行走，看是否可以夹住小球，如若夹不住的话，则可以继续进行仰卧锻炼。夹得住的话，依旧是每日1~2次，每次15分钟的锻炼频率。

④取出、收纳：锻炼结束后，采取蹲姿或仰卧姿势将小球取出，清洗并晾干收纳。

⑤换球：在感觉自己能完全驾驭最轻的小球后，可以尝试着增加重量，使用第二轻的小球锻炼，之后再依次增加强度。

第四，电刺激联合生物反馈治疗：需要在医院内完成。此方法对预防和治疗产后阴道松弛和脱垂、尿失禁等盆底疾病有不错的效果，因此特别适用于存在高危因素的产妇。治疗时，医生会将一个探头置入阴道内，并开启仪器，产妇可以根据电脑屏幕上的提示，进行相应的盆底肌收缩训练。

（5）盆底康复开始时间。

产后盆底康复，通常从产后42天开始，在不同时期，制订不同的盆底康复治疗方案。

产后42天到产后3个月，该时期是盆底肌康复的关键时期，在检查评估后，可以开始进行以电刺激及生物反馈等为主的盆底康复治疗，同时可让产妇在家中进行凯格尔运动作为辅助，有条件的产妇还可以使用阴道哑铃进行盆底肌的收缩训练。

产后3个月到产后1年，产妇的身体康复得更接近理想状态，此时间段，应针对出现的盆底疾病进行必要的补充或强化性盆底康复治疗。

二、剖宫产康复要点

剖宫产的适应证为：巨大儿、臀位（胎儿体重大于3500 g或混合臀）、横位、瘢痕子宫、双胎妊娠、ICP、骨盆狭窄、软产道畸形等。

（一）术前准备措施有哪些？

1.抽血、备血

术前常规需要抽血化验、查血型，血库会根据孕妇的血型结果来准备血液制品，这样如果孕妇在手术过程中出现了大出血等意外情况，医生可以及时取血、输血。如果孕妇是熊猫血（RH阴性）的话，一定要在预产期前一星期左右去住院，因为熊猫血稀少，备血时间比较长，医生需准备好血液制品后才能让其分娩或手术。

2.术前禁饮禁食的优化

麻醉前禁食固体食物8小时，禁饮清液体2小时。鼓励孕妇在术前2小时饮用无渣高碳水化合物饮料，推荐饮用45 g碳水化合物，如约950 mL佳得乐或约470 mL无渣苹果汁。但也需要注意，此方案对一些特殊孕妇如妊娠期糖尿病患者不适用。

3.术前物品准备和备皮

手术前需提前准备好以下产品，统一装进袋子里：护理垫2片，伤口贴1片，尿布2片，婴儿外包被1件，方巾或浴巾1条，婴儿衣服1件。手术前1小时要换上医院里的病服，身上所有的配饰（手表、耳环、项链等）都要摘下来，内裤内衣也不穿，直接套上病服。酌情备皮：术前可能需要先剃去腹部汗毛和阴部阴毛，防止遮挡手术视野和感染。

4.术前优化血红蛋白

妊娠期贫血是产后重度贫血的重要预测因素，纠正产前贫血有利于减少输血，改善认知功能，避免产后抑郁。因此需对孕妇常规进行贫血筛查，并对贫血者补充铁剂。

（二）剖宫产术后康复注意事项有哪些？

1.早期进食

剖宫产术后早期进食可以促进肠道蠕动，有利于肠道功能的恢复，促进哺乳，缩短住院时间。剖宫产术后60分钟内就可以饮水，只要能耐受，术后4小时即可恢复规律饮食。

2.早期下床活动

只有当运动功能充分恢复了才考虑活动。比如，术后8小时内可以考虑逐步从坐在床边过渡到坐在椅子上，24小时内只要能耐受就尽可能步行1~2次。必须去除早期活动的障碍，包括静脉输液、导尿管、明显的疼痛、过度镇静、眩晕、术后恶心呕吐（PONV）及椎管内阻滞消退缓慢。

3.增加休息时间

尽量减少探视者和医务人员对产妇休息的打扰。产妇疲劳可能对认知功能、抑郁、情绪、母婴接触等都有负面影响，甚至增加呼吸抑制的风险。

4.早期拔除导尿管

在产后6~12小时拔除导尿管，以利于产妇早期下床活动，缩短住院时间，降低尿路感染发生率。应制定相关的流程来明确导尿管拔除的指征、评估方法及意外再插管的处理。需注意椎管内局麻药和阿片类药物可能会延长拔除导尿管的时间。

5.预防静脉血栓

（1）剖宫产术后使用间歇性充气压缩泵或者弹力袜，以预防VTE；（2）不常规使用肝素预防剖宫产术后VTE，包括VTE低风险产妇；（3）对于VTE中、高风险产妇，术后可继续使用或增加低分子肝素预防VTE。

6.纠正贫血

对术中出血或术前贫血的产妇在产后1~2天进行实验室检

查。若产妇贫血，需补充铁剂，静脉补铁优于口服补铁。没有证据显示尽可能多的输血有利于改善产妇预后，但需注意，妊娠妇女输血反应（如发热、过敏反应等）的发生率比非妊娠妇女更高。

7.母乳喂养的支持

产后1小时是启动母乳喂养的黄金1小时，母婴间皮肤与皮肤的接触应一直持续至第一次母乳喂养（吮吸乳汁的动作）完成，即使准备人工喂养，母婴接触也至少持续1小时。

8.多模式镇痛

可联合应用多种不同作用机制的药物达到优化术后疼痛管理的目的，并减少不良反应和阿片类药物的使用量。推荐椎管内使用低剂量长效阿片类药物，联合应用非甾体抗炎药（NSAIDs）和对乙酰氨基酚，必要时还可使用外周神经阻滞和局麻药切口浸润。

9.促进肠道功能恢复

尽量减少阿片类药物的应用及早期活动都可以促进术后胃肠道功能的恢复。此外，咀嚼口香糖也是一个简单而有效的方法。

（三）剖宫产术后注意事项有哪些?

1.阴道出血

剖宫产术后要注意阴道出血的情况，正常情况下，出血量不会超过月经量，但是如果子宫比较柔软，并且伴有阴道出血多，像月经一样出血，还有血块，要及早告诉医生和护士。正常情况下，分娩之后子宫会收缩，硬得像石头一样，这时候出血量并不会特别多。

2.伤口护理

一般术后敷料比较干燥，如果看到敷料已经被伤口的血液浸湿，需及时告知医护人员，进行换药，看伤口是否有问题。如果出现明显、显著的疼痛，术后的阵痛也无法缓解，也需要向医生和护士求助，看是否有一些特殊情况发生。

3.疲惫乏力

剖宫产当天产妇回到病房后一定要好好休息，因为这毕竟是一次大的手术经历。虽然孩子出生后给了妈妈极大的吸引力，妈妈会不断地关注孩子，但妈妈们在这时除了喂孩子外，其他时间一定要闭目休息，以尽快恢复体力。产后还要多翻身，促进尽早排气，也要尽早进食，以补充手术造成的体能损失。

（四）出院后注意事项有哪些？

（1）加强术后出院的随访。

（2）常规评估盆底功能，制定个体化盆底康复方案。

（3）产后42天全面评估术后恢复情况。

三、顺产与剖宫产的利弊

1.顺产的优点

（1）产后恢复快。生产当天就可以下床走动。一般3~5天可以出院，花费较少。

（2）产后可立即进食，可喂哺母乳。

（3）仅有会阴部位的伤口。

（4）并发症少。

（5）对婴儿来说，从产道出来肺功能得到锻炼，皮肤神经末梢经刺激得到按摩，其神经、感觉系统发育较好，身体各项功能的发展也较好。

（6）腹部恢复快，可很快恢复原来的平坦。

（7）不会因为麻醉剂而使孩子的神经受到伤害。

2.顺产的缺点

（1）产前阵痛，但无痛分娩可以避免产痛的困扰。

（2）阴道生产过程中可能突发状况。

（3）阴道产后会伤害会阴组织，甚至会造成感染，或外阴部血肿等情形。

（4）产后会因子宫收缩不好而出血，若产后出血无法控制，需紧急剖腹处理。严重者需切除子宫，甚至危及生命。

（5）可能发生产后感染或产褥热，尤其是早期破水、产程延长者。

（6）胎儿过重，易造成肩难产，导致新生儿锁骨骨折，或臂神经丛损伤。

（7）胎儿在子宫内可能发生意外，如脐绕颈、打结或脱垂等现象。

（8）羊水栓塞，可毫无预警地发生。即使是剖宫产也无法避免。

3.剖宫产的优点

（1）由于某种原因，绝对不可能从阴道分娩时，施行剖宫产可以挽救母婴的生命。

（2）剖宫产的手术指征明确，麻醉和手术一般都很顺利。

（3）如果施行选择性剖宫产，可以免去产妇遭受阵痛之苦。

（4）腹腔内如有其他疾病时，也可一并处理，如合并卵巢肿瘤或浆膜下子宫肌瘤。

（5）对已有不宜保留子宫的情况，如严重感染、不全子宫破裂、多发性子宫肌瘤等，亦可同时切除子宫。

（6）由于近年剖宫产术安全性的提高，许多妊娠并发症和妊娠合并症的中止妊娠，临床医生选择了剖宫产术，减少了并发症和合并症对母婴的影响。

4.剖宫产的缺点

（1）剖宫产的新生儿由于没有经过产道的挤压和产道细菌，直接接触外界，天生免疫力会较顺产的婴儿差。

（2）剖宫手术对母体的精神和肉体都会造成创伤。其实剖宫产是一种手术，有相应的危险性，最好谨慎选择。

（3）手术时可能发生大出血及副损伤，损伤腹内其他器官，术后也可能发生泌尿、心血管、呼吸等系统的合并症。

（4）手术中即或平安无事，但术后有可能发生子宫切口愈合不良、晚期产后流血、腹壁窦道形成、切口长期不愈合、肠粘连或子宫内膜异位症等。

（5）术后子宫及全身的恢复都比自然分娩慢。

（6）再次妊娠和分娩时，有可能从原子宫切口处裂开而发生子宫破裂。

（7）剖宫产的新生儿，有可能发生呼吸窘迫综合征。

（8）剖宫产后，想要再次妊娠的话，最少要两年之后。

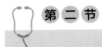

妇科手术的康复要点

 一、妇科手术前预康复措施

1.心理准备

医护人员应向患者介绍病区环境、医务人员姓名和岗位，消除她们的陌生感和不安情绪；主动关心、体贴患者，多与患者沟通，了解她们的思想动态。有的患者担心子宫切除后会影响夫妻间的性生活，显得寡言少语，忧虑重重。针对这种情况，护士要及时给予解释、开导，同时要积极与家属沟通，共同稳定患者的情绪，消除其思想顾虑。更重要的是要向患者及家属说明手术的目的、必要性、手术方式及可能出现的并发症，使患者和家属有心理准备，消除紧张、焦虑的心理，增强患者战胜疾病的信心，积极配合治疗，使护理工作得以顺利进行。

2.术前常规检查

术前进行血常规、出凝血时间、肝肾功能、心电图、子宫附件B超等例行检查，同时了解患者的基本状况，掌握有无手术禁忌证等情况。术前1天抽血进行交叉配血试验，做好输血准备。

3.术前阴道准备

阴道手术因术野小，距肛门近，阴道寄生菌多等，手术操作会增加逆行感染的机会，因此，术前严格、充分的阴道准备，是手术获得成功的重要组成部分。术前3天起用0.4%碘伏行阴道擦洗，2次/天。对绝经期子宫脱垂患者，嘱其用 1∶5 000高锰酸钾坐浴，1次，再用碘伏擦洗阴道，必要时放置乙烯雌酚片0.25 mg，以增加阴道壁弹性。注意擦洗时动作要轻柔，以减轻患者的不适，特别要注意润滑窥阴器，避免损伤宫颈周围黏膜。

4.肠道准备

术前3天常规进无渣半流质饮食，并遵医嘱口服抗生素。术前1天晚餐进流质饮食，晚餐后2~3小时和术晨分别用0.1%肥皂水清洁灌肠一次，排空肠道内粪便，可减轻腹压，有利于术后术口的愈合。对年龄大、盆底组织松弛严重、控制力差的患者，灌肠时应准备好便盆，肛管要细，插管要深，少量多次，以达到清洁肠道的目的。术前常规禁食12小时，禁饮4小时。

5.皮肤准备

由于术区在会阴部，皮肤较敏感、毛发多，因此备皮时动作要轻柔，尽量减少患者的不适，可用肥皂水或0.4%碘伏液擦拭外阴部及肛周皮肤至起泡沫，以起到润滑作用，再用一次性备皮刀顺势刮净此处的毛发。术区皮肤准备范围要广，腹部上界至剑突下，两侧至腋中线，下至大腿上1/3的前、内、后侧，全部会阴和臀部，应特别注意脐部的清洁，指导患者术前1天晚上沐浴更衣，保持术区皮肤清洁，以减少术后感染的机会。

二、妇科术后康复措施

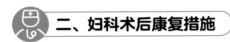

1.术后活动指导

术后医护人员应指导患者在床上多活动肢体，勤翻身，这样有利于肠蠕动的恢复；导尿管拔除后，可适当下床活动，以促进全身血液循环，防止下肢静脉血栓的形成，还有利于阴道分泌物的排出，但不宜久站、久坐。开始活动量不宜过大，应循序渐进。

2.饮食护理

术后24小时内应禁食，术后第1天开始进流质饮食2天，肛门排气后改为半流质饮食，根据病情逐步过渡到软食、普食。饮食应以富含高蛋白、高维生素、碳水化合物、无机盐饮食为宜。术后第3、4天仍未排便者应遵医嘱口服缓泻剂，以防大便秘结。因为大便秘结不仅影响术后切口愈合，还会因用力排便导致伤口裂开出血。

3.术后镇痛

术后麻醉药的作用逐渐消失，腹部伤口的痛觉开始恢复，通常在术后数小时伤口开始剧烈疼痛，在3天后疼痛会自行消失。

为了能够更好地休息，使身体尽快恢复，可以请医生在手术当天或当夜给用一些止痛药物。

4.术后拔除引流管、切口拆线

现在妇科手术多是微创手术，大部分手术患者的小切口都在0.5~1 cm，在术后第2天就可以拔除引流管、拆线。

如果有2 cm的切口，通常会在术后1周拆线。

对于开腹手术的患者，通常建议患者术后1周再来医院，视情况而定拆线与否。

对于广泛全子宫切除或是腹主淋巴结清扫的患者，引流管的留置时间会适当延长，这样可以观察术后腹腔内有无出血，也可以及观察淋巴液情况等。

对于行广泛全子宫切除术的患者，膀胱功能恢复需要一段时间，所以一般会让患者带尿管出院，待3周后来门诊尝试拔除导尿管。

5.出院后个人清洁卫生

术后个人卫生还是要讲究的，很多患者不洗澡不擦身，不仅自己不舒服，还容易滋生细菌导致感染。

要强调的是，术后6周内不可采取阴道灌洗及盆浴的方法，但外阴应该保持清洁干燥，避免感染。

可以使用苯扎氯铵洗液清洗外阴，也可以采用甲硝唑栓剂塞阴道预防感染，术后用1~2周可以起到很好的预防感染效果。

另外还有一个适用于所有人的小窍门，如厕后需由前往后擦拭，以避免感染。

6.出院后的活动管理

出院后，患者还是要多休息。第1周可在室内适当活动，然后视具体情况可适当户外散步，不宜过劳。

对于卵巢囊肿剥除、肌瘤剥除或局限于附件的手术，由于手术创伤小，出院后应注意休息，禁性生活、盆浴1个月，适当活动预防血栓。

对于全子宫切除术，禁性生活、盆浴3个月。

如若是广泛全子宫切除术，最好禁性生活6个月。

特别要提出的是，由于广泛全子宫切除术需切除部分阴道壁，术后阴道长度会有所缩短，性生活会受到一定程度的影响。

盆底手术，术后应避免咳嗽、喷嚏、便秘、腹泻、屏气；避免长时间抱小孩、提重物、重体力劳动。推荐提肛运动，每日2~3次，每次10~15分钟，避免复发。

手术后6~8周不要提超过3 kg的重物、弯腰取物及爬楼梯。1个月之内要避免瑜珈及韵律舞等运动，以免造成骨盆腔内出血。3个月内要避免久坐、长途旅行，以防止血栓发生。

术后30天内均是发生血栓的窗口期，可以服用拜阿司匹林，1天1粒，口服1个月来积极预防血栓形成。

7.出院后复诊

一般来说，术后1个月应到门诊复诊，了解伤口愈合情况。

内膜样囊肿术后，有复发可能，每半年复查妇科超声，每年妇科体检1次。如果暂时没有生育要求，可以长期口服避孕药，预防囊肿复发，服药期间定期随访，排除血栓高危因素等风险。

月经来潮后，排除一些使用禁忌，可以周期性服用口服避孕药或放置曼月乐环，缓解痛经、预防复发。

如果疾病为恶性肿瘤，应按照相关指南的建议进行严密随访。通常术后前2年每3个月随访1次，第3~5年每6个月随访1次，5年后每年随访1次，随访内容多为妇科检查、B超等影像学检查，以及肿瘤指标、阴道细胞学检查涂片、阴道镜等。

肿瘤患者需终身随访，若有下述症状复发及肿瘤相关症状应及时就诊，症状包括出血、纳差、体重减轻、疼痛、咳嗽、气急、浮肿。

对于异位妊娠患者来说，根据术式的不同，随访频率亦不同。如果手术方式是切开取胚术，出院后需要每3天门诊随访血β-hCG，如果手术方式为患侧输卵管切除，出院后需要每5天门诊随访血β-hCG，直至降到正常后，再连续检测2次，并定期妇科检查。

葡萄胎清宫术后则需每周随访血β-hCG1次，直至连续3次阴性，之后每3个月随诊1次，共2次（6个月）。

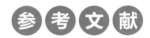

［1］姚树桥,杨艳杰.医学心理学：第7版[M].北京：人民卫生出版社,2018.

［2］姜乾金.医学心理学：理论、方法与临床[M].北京：人民卫生出版社,2012.

［3］姚树桥,傅文青,等.临床心理学[M].北京：中国人民大学出版社,2018.

［4］汪向东,王希林,等.心理卫生评定量表手册（增订版）,[J].北京：中国心理卫生杂志社,1999：194-241.

［5］[美]Joseph LoCicero Ⅲ,(美) Richard H. Feins,刘伦旭译.Shields普通胸部外科：第8版[M].刘伦旭译.北京：中国科学技术出版社,2022.

［6］中华医学会外科学分会,中华医学会麻醉学分会.中国加速康复外科临床实践指南（2021 版）[J].中国实用外科杂志,2021.41(9)：961-992.

［7］支修益,刘伦旭,中国胸外科围手术期气道管理指南（2020版）编写委员会.中国胸外科围手术期气道管理指南（2020 版）[J].中国胸心血管外科临床杂志,2021.28(3)：1-12.

［8］王云,吴泽昊,黄宇光.标准化与规范化：《食管切除术围手术期治疗指南:加速康复外科协会推荐》解读[J].协和医学杂志，2019,10(6)：575-581.

［9］Lisa Maxey,Jim Magnusson.骨科术后康复.第3版[M].蔡斌,蔡永裕译.北京：人民卫生出版社,2017.

［10］[美]S.Brent,Brotzman,临床骨科康复学：基于循证医学方法.第3版[M].洪毅,蒋协元,曲铁兵译.北京：人民军医出版社,2015.

［11］陈规划,英卫东,等.肝切除术后加速康复中国专家共识（2017版）[J].临床肝胆病杂志,2017,33(10)：1876-1882

［12］李勇,王晟,熊代兰,等.胃肠外科加速康复实战笔记[M].长沙：中南大学出版社，2016.

［13］中华医学会外科学分会胃肠外科学组，中华医学会外科学分会结直肠外科学组，中国医师协会外科医师分会上消化道外科医师委员会．胃肠外科患者围手术期全程营养管理中国专家共识（2021版）[J]．中国实用外科杂志,2021,41(10)：1111-1125.

［14］中华医学会泌尿外科学分会膀胱癌联盟加速康复外科专家协作组.根治性膀胱切除及尿流改道术加速康复外科专家共识[J].中华泌尿外科杂志,2018,39(7)：481-484.

［15］杨均成,邵志强,卢茂凯,等.快速康复外科在泌尿外科手术中的应用进展[J]．国际泌尿系统杂志,2021,41(6)：1101-1103.

［16］中国抗癌协会头颈肿瘤专业委员会,中国抗癌协会甲状腺癌专业委员会.甲状腺外科ERAS中国专家共识(2018版)[J].中国肿瘤,2019,28(1)：26-38.

［17］中国抗癌协会肿瘤整形外科专业委员会,中国抗癌协会肿瘤麻醉与镇痛专业委员会.乳房再造加速康复外科中国专家共识(2022版)[J].中国肿瘤临床,2023,50(8)：379-384.

［18］刘国成,蔺莉,等.产科快速康复临床路径专家共识[J].现代妇产科进展,2020,29(8)：561-567.

［19］中华医学会妇产科学分会加速康复外科协作组,孙大为.妇科手术加速康复的中国专家共识[J].中华妇产科杂志,2019,54(2)：73-79.